RECHERCHES EXPÉRIMENTALES

SUR

LA TUBERCULOSE DES OS

PAR

J.-Louis CASTRO-SOFFIA
Docteur en médecine de la Faculté de Paris.

PARIS
A. DELAHAYE et E. LECROSNIER, LIBRAIRES-EDITEURS
2, Place de l'École-de-médecine

1884

RECHERCHES EXPÉRIMENTALES

SUR

LA TUBERCULOSE DES OS

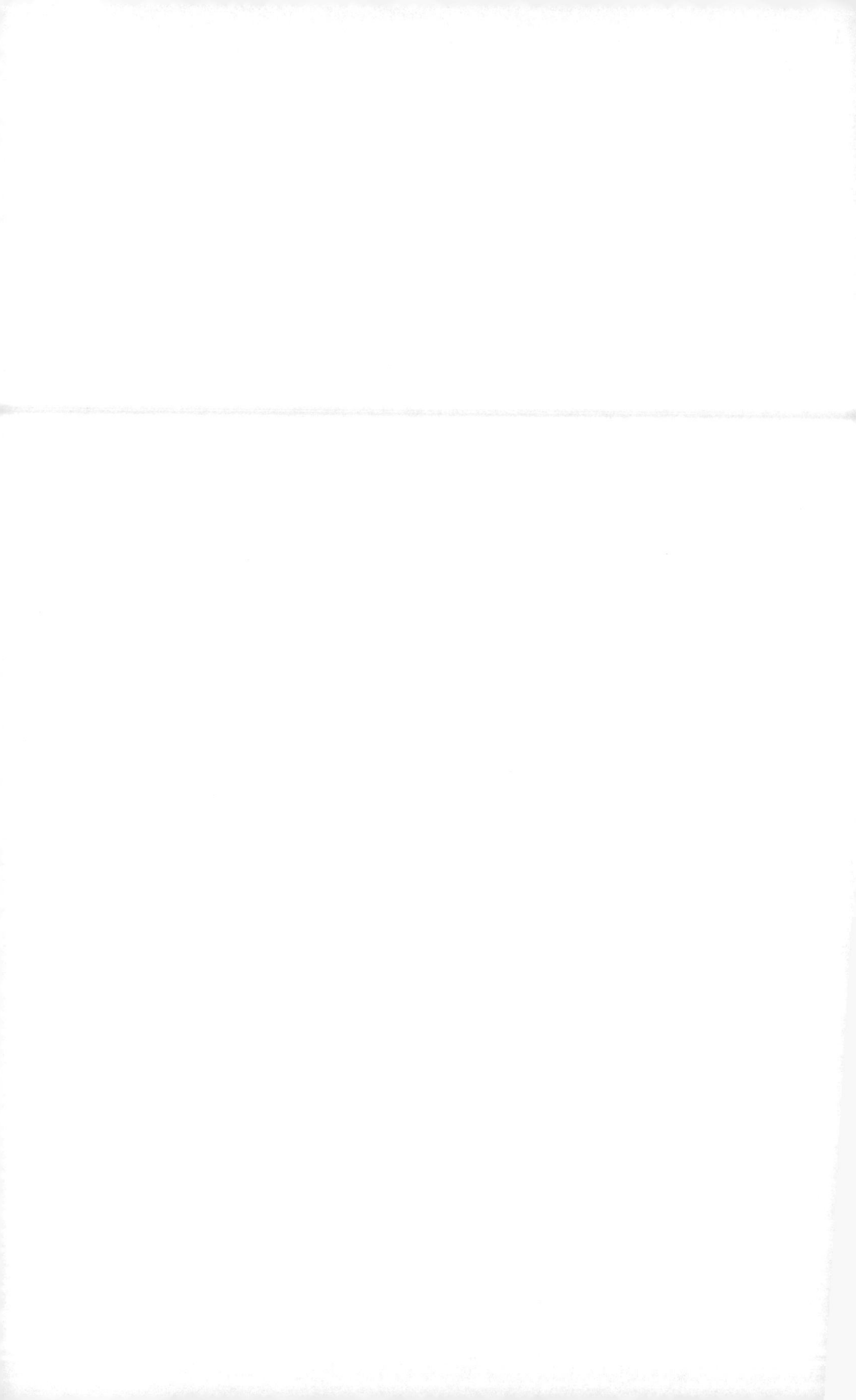

RECHERCHES EXPÉRIMENTALES

SUR

LA TUBERCULOSE DES OS

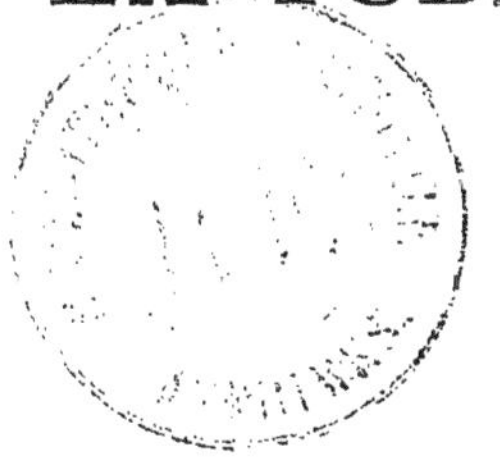

PAR

J.-Louis CASTRO-SOFFIA
Docteur en médecine de la Faculté de Paris.

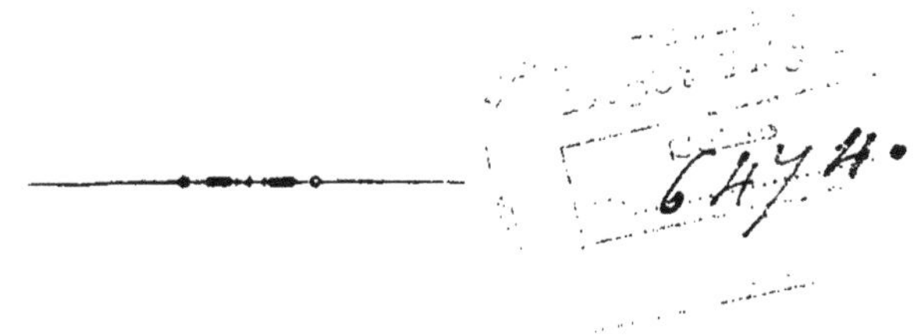

PARIS
A. DELAHAYE et E. LECROSNIER, LIBRAIRES-EDITEURS
2, Place de l'École-de-médecine

1884

RECHERCHES EXPÉRIMENTALES

SUR LA

TUBERCULOSE DES OS

INTRODUCTION

La tuberculose des os a été déjà l'objet d'études nombreuses. Son historique se confond en partie avec celui de la tuberculose en général, il est si connu et il a été si souvent publié que nous croyons inutile de le refaire. Cependant, nous ne pouvons passer sous silence quelques noms qui sont étroitement liés à la tuberculose osseuse et qui ont contribué largement à élucider cette question. Ebauchée par Nichet, la tuberculose des os a été reprise par Nélaton dans sa thèse inaugurale ; elle a été étudiée histologiquement avec une rare précision par M. Ranvier.

Les travaux de M. Lannelongue, celui surtout de Volkman, jettent un jour nouveau sur la question. Kiener et Poulet, dans un travail publié l'année dernière, complètent les travaux précédents par l'examen histologique d'un grand nombre de pièces.

Aux lésions décrites par ces auteurs est venue s'ajouter, dans ces derniers temps, la découverte des bacilles par Koch. Il les a trouvés dans 10 ostéites tuberculeuses; MM. Cornil et Babès, sur 5 cas de tumeurs blanches du genou et de la hanche, ne les ont trouvés que deux fois. B. Schuchardt les a trouvés dans 3 cas de tuberculose osseuse et dans quelques abcès ossifluents; G. Bouilly a observé des bacilles dans une arthrite fongueuse et un abcès ossifluent, et Muller dans 4 cas de tumeur blanche. Mais ces caractères, tirés de la présence des bacilles, ne rendent pas toujours en clinique les services qu'on pensait devoir en attendre; car dans un certain nombre de pièces on n'en trouve pas, et souvent ils peuvent passer inaperçus, vu leur rareté et le grand nombre de coupes qu'il faut examiner pour en rencontrer deux ou trois. Il reste donc à faire une preuve plus sûre, indiscutable, de la nature tuberculeuse des lésions osseuses et qui puisse servir en même temps à contrôler d'autres recherches; ce sont les inoculations qui ont été mises premièrement en pratique par Villemin.

Nos recherches ont été faites dans ce sens; nous avons inoculé des matériaux provenant de diverses affections osseuses qui avaient été diagnostiquées tuberculeuses, à des animaux qui ont servi à leur tour à en tuberculiser d'autres. Ce genre d'études, à ce que nous savons, n'avait pas été entrepris avant nous, surtout avec l'extension que nous lui avons donnée. Les seules indications que nous avons rencontrées dans nos recherches bibliographiques sont les suivantes :

Nélaton père, pour répondre à ses contradicteurs, essaya d'inoculer l'infiltration tuberculeuse à des animaux ; ses expériences ne réussirent pas. Schuller, par un traumatisme violent, détermina des arthrites fongueuses chez des animaux qu'il avait préalablement rendus tuberculeux par inoculation. H. Hueter injecta des matériaux tuberculeux dans les articulations du genou de plusieurs chiens et produisit des arthrites tuberculeuses.

Dans le travail de Kiener et Kelsch, nous trouvons le passage suivant : « On rencontre dans l'os tuberculeux deux ordres de lésions : 1° des lésions en foyers allant jusqu'à la destruction de la moelle et à la nécrose de l'os, présentant les caractères histologiques du tubercule dans le tissu conjonctif, fournissant des produits inoculables et pouvant ainsi vraisemblablement être considérées comme foyers de reproduction de l'agent infectieux (1). » Si MM. Kiener et Kelsch ont fait des inoculations, nous ne connaissons pas les conditions dans lesquelles elles ont été faites.

Au laboratoire d'histologie du Collège de France, et sur les conseils éclairés de nos maîtres, nous avons choisi ce sujet : « la tuberculose des os » comme notre travail de thèse, en prenant pour base les inoculations en série, d'après les données de M. H. Martin.

Aux inoculations des tubercules osseux, nous avons ajouté la recherche des micro-organismes. Nous avons cherché avec soin les bacilles de Koch et les zooglées de MM. Malassez et Vignal et nous aurons l'occasion d'exposer dans le courant de ce travail les résultats que nous avons obtenus dans ce sens.

Avant de terminer, nous prions nos maîtres, M. le pro-

(1) Arch. de phys., 1883, p. 237.

fesseur Ranvier et M. Malassez, d'accepter ici le témoignage de notre sincère gratitude pour les conseils éclairés qu'ils n'ont cessé de nous prodiguer dans le cours de cette étude, et pour le bienveillant accueil que nous avons reçu précédemment durant notre séjour dans le laboratoire d'histologie du Collège de France.

Nous remercions MM. Lannelongue, Péan, et Delens, chirurgiens des hôpitaux, d'avoir bien voulu nous permettre de recueillir des pièces intéressantes dans leurs services.

Nous prions aussi M. Vignal, répétiteur à l'école pratique des Hautes-Etudes, d'agréer l'expression de notre reconnaissance pour ses excellents conseils qui nous ont été si utiles.

Tous nos remerciements enfin à M. Suchard et à notre ami le Dr Körner, pour avoir bien voulu nous aider dans nos recherches bibliographiques.

CHAPITRE PREMIER.

Avant d'exposer le résultat de nos expériences, nous croyons qu'il ne serait pas inutile d'indiquer les procédés que nous avons suivis pour l'étude de nos pièces et la méthode que nous avons employée pour nos expériences.

Les pièces ont été placées d'abord dans l'alcool, mais comme l'action de ce réactif n'était pas suffisante lorsqu'elles étaient osseuses, nous avons décalcifié ces dernières, soit par l'acide picrique, soit par l'acide chromique. Les coupes ont été faites après congélation, à l'aide du microtome de Roy, modifié par M. Malassez. Les préparations pour l'examen ordinaire ont été colorées, par le picro-carminate d'ammoniaque, l'hématoxyline ou la purpurine. Pour la recherche des micro-organismes, nous avons employé, parmi les procédés recommandés pour la recherche du bacille de Koch, la méthode de Ehrlich-Weigert avec le violet de gentiane. Pour les masses zoogléiques décrites dernièrement dans une forme de tuberculose par MM. Malassez et Vignal, nous nous sommes servi d'abord des méthodes indiquées en premier lieu par ces auteurs, et en second lieu du liquide qu'ils recommandent pour les colorer à l'exclusion de tout autre micro-organisme et du tissu ambiant ; ce liquide est le suivant :

Solution de carbonate de soude à 2 pour 100..	10 vol.
Eau saturée d'huile d'aniline et filtrée........	5 —
Alcool absolu............................	3 —
Solution de bleu de méthylène faite avec 9 volumes d'eau distillée et 1 volume de solution alcoolique concentrée......................	3 —

Ce mélange, qui est d'un beau bleu clair lorsqu'il vient d'être préparé, devient verdâtre au bout de quelque temps, se fonce et se précipite ; mais cela n'altère en rien sa qualité, au contraire, il suffit de le filtrer. Les coupes y sont abandonnées deux à trois jours au moins ; les zooglées se colorent alors en bleu franc assez vif, tandis que le tissu de la granulation est d'un bleu verdâtre très pâle et les noyaux des tissus sains d'un bleu peu intense. Pour conserver dans toute leur netteté ces différences de ton, de couleur, le montage demande quelques soins particuliers. La coupe, après avoir été bien lavée à l'eau distillée, doit être déshydratée dans de l'alcool absolu légèrement teinté de bleu de méthylène, puis éclaircie, non avec de l'essence de girofle, mais avec de l'essence de bergamote ou de térébenthine. Quant au montage, il se fait soit dans le baume du Canada, soit dans la résine d'Ammar non dissoute dans le chloroforme. Nous avons également employé un procédé de coloration rapide, recommandé par ces auteurs ; ce procédé est le suivant : 1° On laisse plusieurs heures la coupe dans un bain formé de 9 centimètres cubes d'eau saturée d'huile d'aniline et de 1 centimètre cube de solution alcoolique concentrée de bleu de méthylène. 2° La décoloration voulue est donnée par une immersion dans un bain alcalin composé de deux volumes d'une solution de carbonate de soude à 2 p. 100 et de 1 volume d'alcool absolu. On y agite la préparation, les zooglées se décolorent moins vite que les noyaux, et l'on s'arrête au moment où, les zooglées étant encore vivement colorées, les noyaux ne possèdent plus qu'une teinte bleu pâle. 3° Pour le montage, on place d'abord, et pendant quelques instants, la coupe dans une assez grande quantité d'eau distillée afin d'enlever toute trace de la solution alcaline ; on déshydrate ensuite rapidement avec de l'alcool absolu ; puis on éclaircit avec de l'essence de girofle ou de térébenthine, et l'on monte dans le baume de Canada ou la résine d'Ammar, non dissous dans le chloroforme.

Dans les inoculations, la principale source d'erreurs venait des micro-organismes vulgaires en suspension dans l'air, que nous risquions d'inoculer accidentellement à nos animaux en introduisant dans leur organisme les matières autres que celles de la maladie. C'est pour cette raison que nous avons recueilli nos pièces dans des flacons flambés à l'alcool lorsqu'elles étaient petites; lorsque les pièces étaient volumineuses, les fragments que nous avons inoculés ont toujours été pris au centre de la pièce, que nous n'exposions à l'air qu'au moment de leur enlèvement. Le pus a été recueilli dans des tubes de Pasteur.

Pour faire nos inoculations, nous avons flambé tous nos instruments, scalpels, pinces, etc. Le mortier dans lequel nous écrasions la matière avec de l'eau salée, préalablement bouillie, avait été auparavant purifié par l'eau bouillante et le flambage. Les seringues qui nous ont servi à inoculer nos animaux étaient les seringues recommandées par MM. Malassez et Vignal, c'est-à-dire dont toutes les pièces se démontent et peuvent être purifiées séparément par le feu. De plus, ces pièces étaient conservées dans de l'eau phéniquée. L'ensemble des opérations d'inoculation ne prenait pas plus de dix à douze minutes. Quoique ce temps soit très court, il était cependant suffisant pour que des germes venant de l'air pussent s'introduire dans le liquide d'inoculation. Comme ce temps est nécessaire, il ne nous restait qu'à chercher par la voie expérimentale quelle pouvait être son influence.

Aussi avons-nous exposé pendant deux heures dans notre laboratoire des morceaux de rate et de foie d'un cobaye absolument sain que nous avions sacrifié pendant que nous faisions nos premières inoculations avec la pièce provenant du cas de scapulalgie (Obs. II, chap. II). Le foie et la rate ainsi exposés furent broyés et injectés dans le péritoine de deux cobayes, que nous tuâmes cent deux jours après. L'autopsie ne nous révéla pas la moindre trace de tuberculose.

Il est à remarquer, d'autre part, en vue d'une autre objection qui pourrait nous être faite, que MM. Malassez et Vignal, qui faisaient leurs expériences en même temps que nous, ont inoculé de l'eau du laboratoire avec les instruments dont ils se servent habituellement à des cobayes sans produire la tuberculose.

Les inoculations ont été faites, soit dans le péritoine, soit dans le tissu cellulaire sous-cutané, soit dans l'os lui-même, soit dans les veines ; nous indiquerons, à propos de chaque expérience, quel en était le lieu d'élection.

Les animaux de chaque série ont été mis dans des caisses séparées avec un ou deux animaux sains comme témoins. Nous devons cependant faire exception pour les animaux compris dans la première série des abcès ossifluents. Tous ceux-ci ont été mis ensemble dans une vaste cage, de sorte qu'ils auraient pu s'inoculer les uns les autres. Cependant nous ne le croyons pas, car trois témoins qui vivaient avec eux, ne nous ont pas montré la moindre trace de tuberculose. A ce propos, et pour n'avoir pas à y revenir, nous dirons que tous les témoins sans exception ont été tués et examinés quelque temps après la mort des animaux en expérience, et que tous étaient indemnes de lésions tuberculeuses. Les animaux de la première observation du chapitre II (coxalgie) et de la première série des abcès ossifluents avaient été pesés régulièrement toutes les semaines, afin qu'on pût suivre les changements qui survenaient chez eux, mais depuis que MM. Malassez et Vignal (1) ont indiqué comme possible l'inoculation de la tuberculose par les paniers et les balances qui servent à transporter et à peser les animaux, nous avons cessé cette pratique et nous nous contentions de les inspecter séparément toutes les semaines, en prenant toutes les précautions nécessaires pour éviter de les infecter en faisant cet examen.

(1) Comptes rendus de la Société de biologie, 1883, p. 386.

CHAPITRE II.

OSTÉITES TUBERCULEUSES.

Dans ce chapitre, nous étudierons successivement : une coxalgie, une scapulalgie, une ostéite du premier métatarsien, un mal de Pott et une arthrite fongueuse de la main, affections qui toutes avaient été considérées comme étant de nature tuberculeuse.

Observation I. — **Coxalgie**. — *Tuberculose pulmonaire, pleurésie purulenle chez une petite fille de* 12 *ans* (*autopsie*, 21 février 1883).

A l'ouverture du thorax, on constate un épanchement purulent abondant dans les plèvres, dont les parois sont grisâtres, très épaisses, infiltrées de pus. Les poumons sont creusés de nombreuses cavernes de la grosseur d'une noix, disséminées et plus nombreuses dans le poumon gauche que dans le droit. Le tissu qui sépare les cavernes est farci de tubercules abondants, entourés chacun d'une petite zone inflammatoire, due apparemment à une poussée aiguë de tuberculose.

L'articulation coxo-fémorale droite est très malade. Quelques trajets fistuleux font communiquer l'extérieur avec une vaste collection purulente qui occupe l'articulation, s'élève jusqu'à la moitié de la fosse iliaque externe, contourne l'os en arrière par la petite échancrure sciatique, et se termine dans la fosse iliaque interne en un cul-de-sac. Au-dessous de l'articulation, le pus baigne le col du fémur et constitue entre les muscles de la cuisse des fusées qui s'étendent jusqu'au voisinage du genou. Le cartilage articulaire de la cavité cotyloïde a disparu complètement; l'excavation présente des bords rugueux et inégaux et l'os dénudé est infiltré jusqu'à 3 centimètres au-dessus et autour de la cavité. Le rebord cotyloïdien est blanc, opaque, érodé et en grande partie décollé. La tête du fémur est complètement dépourvue de cartilage; la surface articulaire de l'os est rugueuse, dépolie, complètement privée de cartilage, très friable, et un coup de scapel, dans la tête et le col, fait voir que le tissu de cette partie de l'os est infiltré de pus qui lui donne d'ailleurs une couleur jaunâtre. Le cartilage épiphysaire est intact. Le reste du fémur se coupe facilement avec un scalpel ordinaire, et sa moelle n'est qu'une bouillie grise, violacée, et rouge vers le tiers inférieur de l'os. Dans cette substance, on voit de nombreuses taches de dimensions très variables, depuis 1 cent. de diamètre, jusqu'à d'autres à peine visibles à l'œil nu; les plus grosses sont jaunâtres et les plus petites opalescentes. Les vertèbres lombaires, les côtes et le sternum n'offrent pas trace de lésions tuberculeuses.

Au-dessous du cartilage épiphysaire inférieur intact, l'os est chargé de graisse et le tissu osseux du condyle au-dessous du cartilage articulaire est légèrement enflammé.

L'articulation du genou ne présente aucune lésion.

La moelle du tibia (celui qui nous servit à faire nos inoculations) est pâle, farcie de tubercules ramollis et crus. Vers la partie inférieure de l'os, le tissu osseux semble raréfié; le tissu spongieux, qui est au-dessus du cartilage épiphysaire, est aussi plus rouge, présente des foyers de ramollissement du volume d'une lentille.

Au microscope, des morceaux tirés des parties les moins malades du fémur et du tibia nous montrent un tissu conjonctif sus-périostique, chargé de cellules embryonnaires et dont les vaisseaux ont leurs parois infiltrées de nombreuses cellules lymphoïdes. Le périoste est sain, mais par places des couches sous-périostiques comprennent de nombreuses cellules embryonnaires, dans un tissu réticulé très fin.

La moelle est formée d'un fin tissu conjonctif dans lequel on voit de petites cellules lymphatiques, des cellules graisseuses en petit nombre et quelques cellules géantes de petit volume; on y remarque des granulations soit isolées, soit réunies par petits groupes. Elles sont formées essentiellement de petites cellules rondes du type lymphoïde; le plus grand nombre de ces granulations est dégénéré, creusé d'une cavernule ayant parfois une assez grande étendue; ces cavernules sont tantôt vides, tantôt remplies de détritus de cellules, de granulations, de gouttes de graisse et de globules rouges déformés. Il n'y a pas de limite bien tranchée entre les tubercules et la moelle; le passage entre les deux tissus se fait insensiblement.

Les vaisseaux en général sont fortement injectés de globules rouges, mélangés de quelques cellules lymphatiques.

La substance osseuse compacte est excessivement réduite, et présente des érosions nombreuses et profondes. Dans le tissu osseux on aperçoit des corpuscules osseux légèrement agrandis, contenant une cellule et de petites lacunes remplies de quelques cellules embryonnaires qui semblent représenter un stade plus avancé de l'agrandissement des corpuscules.

L'examen microscopique de la plèvre pariétale, épaisse de 5 mm., nous montre que son tissu conjonctif est infiltré de cellules lymphoïdes et parcouru par un bon nombre de vaisseaux obstrués par des cellules lymphatiques. Il est difficile de reconnaître des granulations au sein de ce tissu essentiellement embryonnaire, mais il semble qu'elles forment des sortes de manchons autour des vaisseaux. Par places, on y voit des foyers de dégénérescence caséeuse représentés par des cellules granuleuses à contours diffus, à noyaux peu apparents et non colorés par le carmin. La surface de la plèvre est constituée par du tissu conjonctif, mal défini, infiltré de granulations, et rempli d'éléments dégénérés. La plupart des vaisseaux sont atteints de périartérite ou d'endartérite oblitérante. Nous avons cherché plusieurs fois dans ces pièces le bacille de Koch ou des micro-organismes sans en trouver.

Première Génération.

Afin de nous assurer que les lésions que nous avons observées dans les os de cet enfant étaient dues à la tuberculose, nous avons pratiqué la trépanation du tibia droit d'un cochon d'Inde, et nous y avons placé un tubercule du tibia de l'enfant dont nous avons décrit l'autopsie.

L'animal, après avoir d'abord augmenté de poids, finit par maigrir et mourut, 71 jours après l'inoculation.

A l'autopsie, les poumons, très congestionnés surtout à leur sommet, sont remplis de tubercules crus transparents, entourés pour la plupart d'une zone inflammatoire très marquée. On observe des commencements de caséification dans quelques rares tubercules, mais nulle part le processus n'est assez avancé pour arriver à la production de cavernes.

Le foie, d'une couleur rouge foncé, est rempli de tubercules gris transparents; les tubercules jaunâtres y sont relativement rares.

La rate paraît décolorée, un peu hypertrophiée; son tissu, ferme à la coupe, est chargé de nombreuses granulations opalines.

Le mésentère, l'épiploon et le péritoine pariétal sont exempts de granulations tuberculeuses; les ganglions lymphatiques du mésentère sont tuméfiés et en grande partie caséeux. Il en est de même de ceux des aines surtout de ceux de l'aine droite.

Les reins sont intacts.

L'examen microscopique nous fait voir le poumon atteint d'une congestion intense : les alvéoles et un grand nombre de bronches alvéolaires sont remplis d'un exsudat fibrineux contenant des cellules lymphatiques. Les granulations tuberculeuses qu'on observe au sein du tissu inflammatoire siègent de préférence dans les régions périphériques de l'organe, au voisinage des grosses bronches ou occupent encore une partie de la paroi d'un gros vaisseaux Elles englobent soit des vestiges d'alvéoles, soit de petites bronches. Quel que soit leur siège, leur composition est toujours la même ; partout elles sont formées de cellules épithélioïdes et lymphoïdes ; il n'y a pas de cellules géantes.

Parmi les petites bronches, on en voit quelques-unes non envahies par les granulations et remplies d'un exsudat fibrineux contenant d'abondantes cellules endothéliales devenues globuleuses; les parois de ces bronches sont entourées d'une petite zone de cellules lymphoïdes. Un exsudat pareil à celui que nous venons de signaler dans les petites bronches existe aussi dans les grosses bronches, et leurs parois sont infiltrées dans toute leur épaisseur de petites cellules groupées de préférence autour des petits vaisseaux bronchiques.

Les vaisseaux des poumons n'ayant point de granulations sont aussi fortement congestionnés et, comme les petites bronches, entourés d'une petite zone d'éléments embryonnaires.

Dans le foie nous voyons en différents points des lobules de petites granulations arrondies, qu'un grossissement plus fort nous montre être formés par des agglomérations de cellules lymphatiques dans les capillaires.

Les plus petites granulations sont formées par la réunion de cellules embryonnaires de différente grosseur mélangées à quelques cellules hépatiques normales ou en dégénérescence vitreuse. Celles qui sont un peu plus volumineuses siègent de préférence vers la périphérie des lobules ; elles sont alors formées de cellules embryonnaires sans cellules géantes et comprennent dans leur intérieur de nombreux canaux biliaires de troisième ordre, de nouvelle formation, tapissés d'un épithélium à cellules cubiques.

A côté de ces granulations isolées on en voit d'autres formant des groupes étendus qui occupent ou envahissent un nombre variable de lobules ; ceux-ci ont un contour fort irrégulier et par places présentent à leur intérieur des groupes de vaisseaux correspondant aux anciens espaces interlobulaires ; il faut voir dans ces groupes de vaisseaux les centres de formation de granulations qui, gagnant en largeur, ont fini par constituer, par leur réunion ces plaques irrégulières que nons venons de signaler. Les quelques granulations encore reconnaissables dans ces groupes ont leur centre formé de cellules géantes. Les vaisseaux portes interlobulaires compris dans ces agglomérations de granulations, sont d'ordinaire dilatés et parfois atteints d'endophlébite ; les artères semblent saines, les lymphatiques sont souvent dilatés ; les canaux biliaires tapissés d'un épithélium cylindrique sont dilatés, et, ce qu'il y a de remarquable, c'est que les canaux biliaires de second et de troisième ordre, de nouvelle formation, sont très abondants et forment des réseaux d'une certaine étendue principalement vers la périphérie des agglomérations. Il se produit ici une angiocholite d'une étendue variable en rapport avec l'étendue de la lésion.

Tous les lobules sont plus ou moins atteints par les granulations isolées que nous avons décrites ; celles-ci y sont représentées à tous les stades, depuis leur début jusqu'à leur complète formation. Les rapports de ces granulations soit isolées soit conglomérées avec le tissu ambiant sont des plus remarquables. Ils varient s ivant les dimensions même des granulations. Lorsque celles-ci sont petites les trainées de cellules hépatiques sont sensiblement écartées, déviées de leur direction rayonnante et comprimées. Dans les granulations les plus grosses ou conglomérées les capillaires avoisinant la granulation sont fort congestionnés, et les rangées de cellules hépatiques comprimées se sont agencées en une espèce de réseau. En d'autres endroits et principalement entre deux groupes de granulations conglomérées, des rangées nombreuses de cellules hépatiques sont comprimées et aplaties ; d'autres fois, elles sont normales et interrompues brusquement à différentes hauteurs. Ce ne sont pas les seules lésions qu'on constate autour des granulations : des rangées de cellules à la limite des granulations sont formées par des files de cellules volumineuses, troubles, fortement granuleuses, à contours diffus et à noyau peu visible, aspect dû à l'hypertrophie des cellules hépatiques. Dans les endroits où les limites des granulations sont moins nettes, on voit des cellules hépatiques en dégénérescence vitreuse ; elles sont déformées, leur protoplasma réfringent est coloré en jaune et les noyaux sont peu ou pas visibles.

Il est facile de voir çà et là les petites taches claires, décrites par M. Chambard et dues à un altération sensible des cellules hépatiques (1).

La capsule des ganglions mésentériques est très épaisse, quoiqu'elle ne soit pas envahie par des éléments embryonnaires. Leur parenchyme est remplacé par un tissu fibreux dense, infiltré de substance caséeuse et de nombreuses gouttelettes graisseuses, disséminées entre les fibres conjonctives.

De place en place, surtout aux endroits occupés par les follicules dans la rate normale, on voit des foyers caséeux colorés uniformément en jaune par le picrocarminate. Dans ces foyers toute apparence de structure à disparu et leur centre est chargé de goutte-

(1) Chambard. Arch. de phys., 1877, fig. 1 *bis* et 2 *bis*.

lettes graisseuses. Çà et là aussi on distingue de petits amas de cellules lympathiques en voie de dégénérescence graisseuse.

Le mésentère dans lequel l'examen macroscopique n'avait pu nous révéler l'existence de granulations, en présente un grand nombre, disposées tout autour des vaisseaux; elles sont formées, du moins les plus petites, de nombreuses cellules épithélioïdes mêlées à quelques cellules lymphoïdes.

Dans tous les tubercules que nous venons de décrire, quel que soit leur siège et quelle que soit leur forme, nous avons constamment constaté la présence d'un grand nombre de bacilles de Koch.

Deuxième Génération.

Nous avons inoculé à trois cobayes des matériaux tuberculeux provenant du cobaye précédent. Le premier de ces cobayes, C, auque nous avons injecté dans le péritoine une masse formée de tubercules écrasés du poumon, du foie, de la rate, meurt 41 jours après l'inoculation.

A l'autopsie nous constatons sur la paroi abdominale à gauche, au niveau de la piqûre de la canule, une ulcération de la grandeur d'une pièce de 20 centimes, correspondant à l'ouverture d'un abcès de 3 centimètres de diamètre. Tous les ganglions sont tuméfiés et caséeux à l'aine gauche, à droite il n'y en a qu'un de caséeux.

Le mésentère pas plus que l'épiploon ne semble malade. Quelques-uns des ganglions mésentériques sont engorgés, caséifiés et fortement pigmentés.

Les ganglions prévertébraux inférieurs sont en partie caséeux et celui de gauche, plus volumineux que le droit laisse échapper à la coupe du pus et présente une petite caverne. Les prévertébraux supérieurs paraissent normaux.

Le foie, d'aspect normal, présente à sa périphérie de rares granulations grises qu'on ne peut distinguer qu'à la loupe.

La rate, de grosseur normale, est couverte de nombreuses granulations grises.

Le poumon, en grande partie congestionné, ne présente que peu de granulations grises.

Les ganglions bronchiques sont un peu engorgés et présentent de nombreux points de caséification.

Rien aux reins et au cerveau ; les fémurs, les tibias et les humérus présentent de rares granulations transparentes ; les vaisseaux de ces os sont dilatés et congestionnés.

Le sternum et les vertèbres ne présentent rien d'insolite.

Encore ici l'examen microscopique révèle l'existence dans l'épiploon de granulations que l'examen macroscopique n'avait pu nous faire soupçonner. Elles sont peu nombreuses, groupées autour des vaisseaux, composées de cellules lymphoïdes et présentent quelques points caséeux.

On reconnaît en plus quelques taches laiteuses où la dégénérescence a porté sur les cellules lymphatiques, respectant les contours des vaisseaux en anses qu'on distingue encore nettement au milieu du foyer.

Les poumons, fortement congestionnés, renferment bon nombre de granulations volumineuses entourées d'une zone de pneumonie catarrhale. Elles siègent à la périphérie de l'organe ou dans le voisinage des grosses bronches, comme celles du cobaye de la première génération ; elles sont formées des deux genres de cellules mais ici les lymphoïdes l'emportent en nombre sur les épithélioïdes. Les vaisseaux pris dans les granulations sont fortement injectés et entourés surtout de cellules lymphoïdes. Dans quelques vaisseaux coupés longitudinalement, on voit que les granulations qui en ont envahi les parois les ont complètement obstruées. Les alvéoles et les petites bronches occupées par les granulations sont encore distincts, et remplies de cellules épithélioïdes et lymphoïdes. Encore ici, comme chez les cobayes de la première génération, on trouve des vaisseaux congestionnés qui, libres de granulations, sont entourés d'une petite zone embryonnaire ; celle-ci existe aussi autour de certaines petites bronches. Quant aux grosses bronches, elles ne sont pas aussimalades que celles du cobaye de la première génération.

Les granulations du foie sont plus nettes que chez le premier cobaye. Les plus petites intralobulaires isolées sont presque toujours formées de cellules lymphoïdes entourant des cellules géantes ; le foie présente aussi des groupes de deux ou trois granulations confondues par leurs bords et renfermant au niveau de leur centre quelques capillaires dilatés et à leur périphérie deux ou trois canalicules biliaires de nouvelle formation. Les plus volumineuses sont formées de plus petites granulations siégeant dans les espaces interlobulaires et séparées par du tissu conjonctif contenant de nombreux canaux biliaires de premier ordre.

Tous les espaces interlobulaires ne présentent pas les mêmes lésions, il y en a d'autres moins atteints, mais non moins intéressants que ceux que nous venons de décrire. Au milieu du tissu conjonctif groupé dans le stroma du foie pour former des granulations, on voit la veine porte, les artères et les lymphatiques légèrement dilatés, les gros canaux biliaires, également dilatés tapissés d'un épithélium cylindrique et autour de ces vaisseaux des canaux biliaires de troisième ordre.

Les vaisseaux portes sont tantôt dilatés tantôt atteints d'endophlébite oblitérante ; les artères semblent saines et les lymphatiques ou sont dilatés ou ont complètement disparu. Les canaux biliaires de premier ordre sont toujours dilatés et les canaux de troisième ordre, très abondants, se retrouvent toujours dans les groupes de granulations.

Les veines centrales des lobules sont légèrement dilatées et les lobules contiennent souvent les petites granulations déjà décrites. Les trabécules des cellules hépatiques, autour des granulations agglomérées, sont élargies par la prolifération des cellules hépatiques, qui sont troubles et fortement granuleuses, à noyau à peine visible. Ici les capillaires sont serrés et non dilatés, tandis qu'en dehors de cette zone près de la veine centrale les capillaires sont congestionnés, dilatés aux dépens du tissu hépatique.

La capsule des ganglions se montre épaissie et quelque peu infiltrée de cellules embryonnaires. Le parenchyme semble, sur quelques coupes, sain dans le voisinage du hile, quoique dans cet endroit les follicules contiennent aussi quelques groupes de cellules épithélioïdes facilement reconnaissables. Ailleurs il est envahi par un tissu conjonctif à nombreuses cellules fusiformes (tissu conjonctif jeune) et renferme beaucoup de cellules épithélioïdes disséminées uniformément dans toute son étendue. On n'aperçoit plus qu'en quelques endroits de la périphérie de l'organe une faible couche de cellules lymphatiques, restes du tissu ganglionnaire.

Au milieu de ces groupes on voit par places des centres de caséification sans ramollissement où les éléments ont perdu complètement leur forme ; c'est à peine si quelques noyaux peu nets et quelques gouttelettes graisseuses révèlent encore l'origine cellulaire de la substance caséeuse.

Les ganglions contiennent des bacilles en quantité notable; on les trouve facilement sur les coupes traitées par les procédés indiqués plus haut.

Chez un deuxième animal nous avons trépané le tibia droit, et nous y avons introduit un tubercule du fémur de l'animal inoculé avec un tubercule du fémur de l'enfant mort de coxalgie lequel nous a servi de point de départ pour cette série d'expériences.

L'hypertrophie du foie, de la rate et de la plupart des ganglions, la congestion des poumons, les nombreuses granulations souvent caséeuses dont le foie, la rate et les poumons sont criblés, l'état de caséification de la totalité des ganglions, caséification qui s'étend aussi aux mamelles, tout ces faits nous autorisent à diagnostiquer une tuberculose aussi généralisée et aussi avancée sinon plus que chez le cobaye précédent.

A l'examen microscopique les poumons sont chargés de granulations ayant le même siège et la même composition que chez le cobaye C dont nous venons de décrire les lésions. La rate est remplie de granulations tellement nombreuses qu'elles occupent toute l'épaisseur du parenchyme et empiètent les unes sur les autres, laissant à peine çà et là quelques vestiges de tissu normal. Ces granulations sont de diverse nature. Les unes, au début, sont représentées par un groupe de cellules épithélioïdes entourées d'une zone plus ou moins épaisse de cellules lymphoïdes ; d'autres présentent 1, 2 et même 3 cellules géantes centrales entourées d'une couronne épaisse de cellules épithélioïdes bordées à leur tour de cellules lymphoïdes assez clairsemées. Les vaisseaux sont atteints à la fois de périartérite et d'endartérite oblitérante, mais surtout d'endartérite. Il n'est pas rare d'y rencontrer des foyers hémorrhagiques peu étendus d'où les globules rouges se sont en partie infiltrés dans les tissus environnants.

Les ganglions (thoraciques) sont hypertrophiés, ils renferment des granulations disséminées qui siègent de préférence dans les follicules. Ces granulations sont constituées, comme d'ordinaire de cellules épithélioïdes entourées de cellules lymphoïdes et bordées de tissu conjonctif qui ne les délimite pas exactement; les foyers caséeux lorsqu'ils existent, ne sont pas toujours au centre. Dans le foie les granulations sont disposés de la même manière que dans celui de l'animal précédent ; mais elles sont plus isolées et séparées les unes des autres par des travées de cellules hépatiques aplaties et déformées, atteintes de dégénérescence vitreuse.

Les granulations sont aussi réunies en groupes semblables à ceux des granulations du foie des animaux précédents et sont accompagnées comme ceux-ci de réseaux de canalicules biliaires semblables à ceux que nous avons déjà décrits. Dans certains îlots tuberculeux on observe quelques granulations en dégénérescence vitreuse; d'autres plus avancées, très pâles, sont formées de tissu conjonctif, chargé de cellules dégénérées à peine visibles, au sein desquelles les canaux biliaires seuls sont conservés.

Le troisième cobaye B, auquel nous inoculons la matière tuberculeuse en l'injectant dans une des veines jugulaires gauches, mourut 37 jours après l'inoculation.

Son foie, à l'autopsie, est couvert de taches de 1 millim., d'un blanc jaunâtre; la surface de cet organe est légèrement fendillée, et son tissu contient un grand nombre de granulations grises. La rate, légèrement hypertrophiée (elle pèse 2 gr. 75) ; son aspect est normal, mais elle contient de très nombreuses granulations crues. Les poumons sont congestionnés, couverts sur toute leur surface d'un petit pointillé rouge qui, à la loupe, paraît formé de points transparents (granul.). A la coupe, il sort des bronches du sang en grande quantité.

Les ganglions, en général, sont atteints : les uns, volumineux, sont fortement caséifiés; les autres, peu tuméfiés, ne sont caséifiés qu'en partie.

Le fémur droit, le fémur gauche, les tibias et les humérus, présentent quelques petites granulations très nettes, la plupart grises, quelques-unes blanchâtres. On en trouve aussi, mais moins, dans le sternum et dans quelques-unes des vertèbres.

L'examen microscopique montre que les poumons congestionnés présentent les mêmes lésions, moins avancées, que celles des poumons des deux cobayes décrits ci-dessus. Les granulations qui dans tous les cas, ont la même structure sont ici beaucoup plus petites. Elles sont entourées d'une petite zone de pneumonie catarrhale et siègent de préférence le long des vaisseaux moyens et des petites bronches. Celles-ci, complètement oblitérées par de nombreuses cellules sont encore reconnaissables à leur tunique musculeuse.

Les lésions de la rate sont les mêmes que chez le cobaye précédemment décrit, avec cette différence que la tendance à la dégénérescence est ici beaucoup plus accentuée.

On observe des lésions de même ordre dans les ganglions lymphatiques.

Les coupes pratiquées dans les tubercules des cobayes A et B contiennent de nombreux bacilles.

Troisième Génération.

Nous injectons dans le péritoine de deux nouveaux cobayes des matériaux (ganglions de l'aine et un fragment de rate écrasés) provenant du cobaye A, de la deuxième génération. Le premier de ces nouveaux cobayes meurt seize jours après l'inoculation.

En faisant son autopsie, nous constatons que la paroi abdominale présente au passage de la canule une petite nodosité. L'épiploon, le mésentère et le mésocôlon sont couverts de petites granulations grises. La masse lymphoïde de l'épiploon est hypertrophiée et présente de nombreux points caséeux.

La rate est un peu hypertrophiée et est remplie de granulations grises.

La surface du foie est recouverte de nombreuses petites taches et, dans le parenchyme, il semble se trouver des granulations grises nombreuses.

Les poumons sont rouges, congestionnés, marqués d'un pointillé rouge fort dur, dans lequel on voit, à la loupe, de petites granulations grises transparentes.

Les ganglions sont tuméfiés et plus ou moins caséifiés.

Les fémurs, tibias, humérus, contiennent de nombreuses granulations caséeuses. Les vaisseaux et les os sont congestionnés. Le sternum et les vertèbres présentent aussi quelques granulations.

Au microscope, on voit que le mesentère renferme de nombreuses granulations, qui constituent des trainées parallèles à la direction des vaisseaux et sont réunies en groupe autour d'eux.

Les poumons sont atteints d'une pneumonie catarrhale intense. On y aperçoit de nombreuses granulations siégeant soit au centre, soit à la périphérie de l'organe. Elles sont moins nombreuses que dans les poumons du cobaye de la première génération, mais elles ont la même structure.

Les grosses bronches ont leur muqueuse desquamée et sont remplies d'un exsudat contenant de nombreuses cellules épithéliales. La tunique interne de ces bronches n'est pàs atteinte par les granulations.

La capsule des ganglions d'épaisseur normale est légèrement infiltrée de cellules embryonnaires. Leur parenchyme est envahi par du tissu conjonctif de nouvelle formation contenant de très nombreuses cellules lymphoïdes. Dans ce tissu on voit de nombreux foyers caséeux sans localisation précise. Déjà dans les plus petits de ces foyers, les éléments ne sont reconnaissables qu'à leurs noyaux. Les plus volumineux de ces foyers sont ramollis et présentent une grande cavité dont le centre est rempli en partie de débris et d'éléments déformés.

Nous avons trouvé des bacilles dans ces différents tubercules. Ils y étaient constants, mais en petit nombre.

Le second cobaye, auquel nous injectons la même quantité de matière qu'au précédent, meurt 25 jours après.

A son autopsie, nous constatons une tuberculose au moins aussi avancée et aussi généralisée que celle du cobaye précédent, et la description des lésions du premier, sauf quelques légères différences, s'applique exactement au second. C'est ainsi que nous relevons l'existence, dans la paroi abdominale de ce dernier, de trois nodules caséeux de la grosseur d'un petit pois. Nous trouvons, de plus, que cette paroi abdominale présente de nombreuses granulations isolées en général, confluentes cependant dans la région avoisinant la colonne vertébrale.

Au microscope, on voit que les poumons sont atteints d'une tuberculose généralisée intense. Les granulations, très petites résident toujours au voisinage des bronches et des vaisseaux. Les autres lésions sont les mêmes que celles décrites précédemment.

La rate présente les mêmes lésions que celle des animaux précédents, mais les granulations y sont tellement conglomérées qu'elles se confondent. Bien que réunies par groupes, elles sont encore bien reconnaissables, et plusieurs d'entre elles contiennent des cellules géantes à leur centre. Il y a aussi dans cet organe de petits et rares épanchements sanguins.

Les ganglions (thoraciques), comme chez le cobaye de la 2e génération, sont envahis par du tissu conjonctif. Les follicules avoisinant le hile sont intacts, quoique infiltrés de quelques cellules épithélioïdes. Le reste du tissu de la rate présente les mêmes lésions que la rate du premier cobaye de la 2e génération, et nous croyons inutile d'y insister davantage.

Nous avons trouvé des bacilles nombreux dans les ganglions ; il y en avait aussi, mais en moins grand nombre dans quelques tubercules des os.

Nous avons donc eu affaire à un enfant mort d'une tuberculose pulmonaire des plus avancées et atteint d'une coxalgie qui s'étend non seulement à l'os coxal et au fémur, mais encore au tibia; c'est même ce dernier os qui nous a fourni le tubercule servant à transmettre la maladie à notre première génération de cobayes.

Le premier animal, inoculé directement avec des matières provenant du tibia, meurt de tuberculose généralisée, ainsi que le prouve l'autopsie suivie de l'examen histologique, qui nous a permis de caractériser ces lésions et de trouver des bacilles de Koch dans les organes. Des fragments d'organes malades de ce premier animal nous servent à faire des inoculations à trois cobayes qui nous donnent les mêmes lésions et renferment les mêmes bacilles dans leurs organes; enfin des fragments de tissus provenant d'un de ces derniers animaux nous servent à tuberculiser une troisième génération.

Ces inoculations en série nous montrent, et c'est là le point important, que les lésions déterminées chez nos animaux ne correspondent point à une pseudo-tuberculose, telle qu'on peut en produire par l'inoculation de matières non tuberculeuses ; ce genre de tuberculose, en effet, ne se généralise pas et n'est pas transmissible par inoculations successives à d'autres animaux.

La tuberculose de nos animaux ne peut avoir comme origine que les germes contenus dans les lésions osseuses de la petite fille, bien que l'examen répété de ces pièces ne nous ait pas révélé l'existence de bacilles. Mais nous les trouvons en grand nombre chez les animaux des trois générations, ce qui pour nous est une sûre garantie que les lésions que nous avons décrites sont bien réellement celles de la tuberculose.

Outre les lésions de la tuberculose, nous avons constamment trouvé dans le foie une autre lésion peu connue.

Indépendamment des granulations tuberculeuses, cet organe présente des réseaux de canaux biliaires de troisième ordre dans les granulations conglomérées, et aussi dans les granulations isolées qui atteignent une certaine dimension.

Ces canaux de nouvelle formation existent en nombre variable, et sont toujours tapissés d'un épithélium cubique ; ils sont identiques à ceux que MM. Charcot (1) et Gombault d'une part, M. Chambard (2) de l'autre, ont décrits dans les cas de ligature du canal cholédoque.

(1) Charcot. Leçons sur les maladies du foie.
(2) Chambard. Arch. de physiol., 1877.

Observation II. — **Scapulalgie.** — *Résection de l'articulation de l'épaule, faite le 7 juillet, dans le service de M. Péan* (pièce que nous devons à l'obligeance de M. Cherbuliez).

Goff, âgé de 26 ans, d'un tempérament lymphatique, n'a pas eu de manifestation de scrofule dans son enfance. En finissant son service militaire, il a été atteint, le 20 novembre 1882, d'une fièvre typhoïde qui l'a retenu quatre mois à l'hôpital militaire ; sa convalescence fut longue. Vers ce moment, il commença à avoir des sueurs nocturnes, mais pas d'autres signes de tuberculose. D'autre part, il n'a pas d'antécédents tuberculeux héréditaires.

Un mois avant sa sortie, il sent une douleur dans l'articulation scapulo-humérale droite; cette douleur devient constante, s'aggrave, les mouvements sont difficiles et douloureux. Application d'un appareil inamovible gardé trois mois. Aucune amélioration ne se produisant, le malade se décide à entrer dans le service de M. Péan.

A l'examen de l'articulation malade, on perçoit une déformation très marquée de la région qui est très augmentée de volume. Au palper, on constate dans les parties tuméfiées deux portions bien distinctes : l'une, supérieure, fluctuante, facilement perceptible en arrière ; l'autre, inférieure et solide, placée sous le deltoïde et produite par une augmentation de volume de la tête et du col de l'humérus. La peau est parfaitement saine et ne présente pas de fistules. Il y a en outre atrophie des muscles de l'épaule et du bras, notamment du deltoïde, et impuissance fonctionnelle du bras. Les mouvements provoqués sont étendus, mais douloureux, et, quand on presse sur la tête humérale, on provoque de la douleur.

La résection fut décidée, et au moment de l'opération, on constatait les lésions suivantes :

A l'ouverture de l'articulation, il en sort une grande quantité de pus. La surface articulaire de l'omoplate est intacte, le cartilage de la tête humérale apparaît violacé et présente deux petites érosions et des mouchetures nombreuses d'un rouge vif; vers la limite du cartilage articulaire, il existe de petites fongosités, plus nombreuses en avant qu'en arrière. En arrière, au niveau de la grande tubérosité de l'extrémité supérieure de l'humérus, on aperçoit deux cavités dues à l'ulcération de l'os ; on en trouve une autre en avant, près de la coulisse bicipitale. La capsule, décollée de ses attaches inférieures, est en partie détruite. On fait une première résection au niveau du col anatomique, et comme l'os est encore malade à ce niveau, on en pratique une seconde, un peu au-dessus du col chirurgical, puis une troisième, à peu près un centimètre et demi plus bas que la seconde; cette dernière donne une surface saine.

La première tranche osseuse enlevée présente à la coupe une excavation due à un tubercule ancien vidé. La deuxième montre trois gros tubercules enkystés, arrondis, blancs jaunâtres, caséeux, entourés de moelle jaune.

La face supérieure de la troisième tranche présente deux tubercules enkystés, plus petits et moins avancés que les précédents.

Grattage des fongosités, drainage et pansement de Lister. Le 21 juillet, la plaie est complètement cicatrisée, et il ne reste qu'à enlever le tube à drainage.

N'ayant pu nous procurer qu'un petit tubercule du troisième fragment réséqué, nous en avons employé une partie à faire nos inoculations et nous faisons la description de cette pièce d'après les préparations que M. Cherbuliez a eu la bonté de nous prêter.

Quand on regarde ces préparations à l'œil nu, on y aperçoit une partie centrale opaque, jaunâtre, non colorée par le carmin, ayant l'aspect de la matière caséeuse et entourée d'une zone fibreuse rouge, d'inégale épaisseur. En dehors de cette zone ou membrane se détachent sur un tissu rose de petits nodules non colorés.

Au microscope, la partie centrale qui semblait caséeuse à l'œil nu, paraît formée de petites cellules rondes, réunies parfois en groupes, mélangées à des corps réfringents et à de grosses gouttelettes graisseuses. Ces corps réfringents, granuleux, colorés par l'acide picrique contiennent des cristaux, et de nombreuses cellules dont les noyaux sont mal colorés. Evidemment, ce sont des cellules en dégénérescence graisseuse, ressemblant aux grosses cellules épithélioïdes. Dans cette partie, nous n'avons pas pu trouver de vestiges de granulations. Le tissu conjonctif, qui contient ces éléments est abondant, disposé en faisceaux entourés de cellules plates remplies de gouttelettes graisseuses; il est plus dense vers la périphérie, et il se continue avec celui de la zone fibreuse.

La zone fibreuse dont nous avons parlé n'est pas véritablement une membrane; elle est formée de gros faisceaux fibreux concentriques, sensiblement écartés pour former des espaces remplis des mêmes éléments que ceux de la partie centrale. Cette sorte de coque entoure presque complètement le centre, mais elle est loin d'avoir partout la même forme et la même épaisseur, car ses bords interne et externe se continuent insensiblement avec les faisceaux conjonctifs, soit de la partie centrale, soit des parties périphériques.

En dehors de cette sorte de coque, le tissu conjonctif est dense, chargé des mêmes éléments que la partie centrale et contient 2 ou 3 nodules plus petits formés également de cellules embryonnaires, mélangées à celles qui sont en dégénérescence graisseuse et que nous avons décrites précédemment.

Le tout est entouré de moelle osseuse, constituée par du tissu conjonctif, des médulocelles, des cellules lymphatiques et de nombreuses cellules graisseuses. Les grosses cellules dégénérées sont rares.

Le plus grand nombre des vaisseaux sont comme creusés dans le tissu fibreux ; les autres sont entourés d'éléments embryonnaires et leur tunique externe est hypertrophiée, fibreuse, de même que celle des rares vaisseaux qui siègent dans le nodule central.

Les vaisseaux de la moelle voisine de la lésion tuberculeuse sont atteints de périartérite et sont, pour la plupart, complètement bouchés par les cellules embryonnaires.

Les trabécules osseuses siègent en dehors du tissu fibreux condensé et sont atteintes d'ostéite. Elles présentent une striation lamellaire moins franche qu'à l'état normal, leurs bords sont creusés de fossettes très irrégulières, cavités d'où s'échappent les cellules osseuses, voie de prolifération. L'os, au niveau des fongosités, présente de l'ostéite raréfiante. Le tissu compact est représenté uniquement par quelques trabécules séparées les unes des autres par du tissu conjonctif. Ces trabécules sont criblées de petites fossettes semblables à celles que nous avons décrites. Autour d'elles, le tissu conjonctif adulte est chargé de cellules embryonnaires provenant de l'os.

Le périoste présente des traînées de cellules dégénérées qui sont logées entre les faisceaux fibreux. Les vaisseaux, en général, sont atteints de périartérite très avancée.

Première Génération.

Le jour même de l'opération nous inoculons à trois cobayes *A*. *B*. et *C*. une partie d'un tubercule de la troisième tranche.

Le premier de ces trois cochons d'Inde, que nous appellerons A, est tué quatorze jours après l'inoculation.

A l'autopsie, nous trouvons dans la paroi abdominale, à droite, un nodule caséeux: au centre les tissus qui l'environnent sont enflammés et infiltrés.

Le mésentère et l'épiploon paraissent normaux, mais le méso-rectum présente un petit groupe de granulations grises. Le foie et la rate ne paraissent pas atteints ; il en est de même des poumons et des ganglions lymphatiques.

Au microscope, ni poumons, ni rate, ni foie, ne révèlent la moindre trace de lésion tuberculeuse.

Le nodule abdominal sous-péritonéal est formé de cinq autres petits nodules visibles à un faible grossissement et séparés les uns des autres par du tissu conjonctif en voie de prolifération. Tous ces nodules sont constitués par de nombreuses cellules géantes entourées de cellules épithélioïdes à l'exception des deux plus petits qui sont formées uniquement de cellules géantes.

Le péritoine est infiltré d'éléments embryonnaires et les granulations y sont nombreuses et conglomérées. La composition de ces granulations est difficile à étudier dans les plus grosses, mais les plus petites ont une structure plus simple, n'étant formées que de cellules. Ces granulations contiennent au niveau de leur centre des cellules épithélioïdes à protoplasma finement granuleux coloré vivement en jaune par le picro-carminate; de plus, ces cellules épithélioïdes sont encore mélangées de cellules lymphoïdes placées à la périphérie des granulations.

L'examen répété des nombreuses coupes que nous avons pratiquées dans le nodule abdominal, ne nous y a pas révélé l'existence de bacilles.

B, le second des trois cobayes, est tué cent cinq jours après l'inoculation.

A l'autopsie, nous trouvons le mesentère et l'épiploon couverts de petites granulations grises et les ganglions mésentériques volumineux, mais non caséeux. Le foie, de volume normal est couvert de petites granulations blanches. La rate, légèrement hypertrophiée contient quelques granulations grises.

Les ganglions thoraciques et bronchiques volumineux, sont durs à la coupe; leur parenchyme est abondamment piqueté de jaune.

Dans les poumons congestionnés, nous constatons outre des petites granulations opalines abondantes, visibles à l'œil nu, un pointillé rouge de moyenne intensité.

Les ganglions de l'aisselle, du cou, de l'aine, ne sont pas caséeux; mais les ganglions prévertébraux supérieurs présentent un grand nombre de centres de caséification.

Au microscope, on voit que les poumons sont atteints de broncho-pneumonie. Les vaisseaux de l'organe, fortement injectés, sont entourés d'une petite zone de cellules embryonnaires et les bronches ont leur paroi creusée de petits abcès qui se vident dans leur lumière. A côté de ces noyaux de broncho-pneumonie, nous voyons, siégeant dans le voisinage des vaisseaux et des bronches complètement bouchées par les cellules, des granulations tuberculeuses formées presque complètement de cellules épithélioïdes sans cellules géantes. Les vaisseaux, en dehors des noyaux pneumoniques ont leurs parois complètement infiltrées de cellules embryonnaires.

La partie centrale et une grande partie de la couche corticale des ganglions sont envahies par du tissu fibreux de nouvelle formation, au sein duquel figurent de nombreuses granulations en train d'être envahies par ce tissu. Bon nombre de ces granulations sont formées de cellules épithélioïdes entourant une ou plusieurs cellules géantes, d'autres sont uniquement constituées de cellules épithélioïdes et lymphoïdes, ces dernières en petit nombre.

A côté de ces granulations, dans certaines coupes, nous en apercevons d'autres, très nombreuses; leur partie centrale est occupée par un foyer caséeux d'étendue variable; le ramollissement n'a été observé que dans de rares granulations.

Foie. — Les espaces interlobulaires du foie, qui n'ont pas de granulations, sont agrandis; le tissu conjonctif de l'organe est chargé de cellules embryonnaires et on voit çà et là quelques petits canaux biliaires. D'autres espaces contiennent de petits groupes, peu nombreux, de granulations embryonnaires à cellules géantes entourées de canaux biliaires de second ordre, coupés transversalement.

Les rangées de cellules hépatiques qui entourent ces granulations sont épaisses, formées de plusieurs rangs de cellules, et les capillaires fortement comprimés sont à peine visibles. Il y a absence complète de cellules hépatiques en dégénérescence vitreuse, ainsi que de taches claires dues à la désintégration des cellules hépatiques décrite par M. Chambard (1).

Ce ne sont pas les seules lésions qu'on observe dans le foie ; vers la périphérie de l'organe les vaisseaux sont fortement dilatés et congestionnés, et dans les lobules, même autour de la veine centrale, on observe de petits amas de cellules embryonnaires.

La rate semble normale à l'exception de quelques corpuscules de Malpighi volumineux occupés par des granulations, ayant au centre un point de dégénérescence et de quelques artères atteintes d'endartérite.

Nous avons trouvé quelques bacilles dans la matière caséeuse des ganglions.

Le troisième animal porte, 14 jours après l'inoculation, un nodule abdominal qui disparaît dans la suite. Il meurt le 152e jour.

A l'autopsie, on ne trouve plus de nodule sur la paroi abdominale; l'épiploon, le mésentère et le mésocôlon sont couverts de petites granulations très fines.

Le foie, congestionné, est de couleur foncée et présente quelques granulations disséminées à sa surface, ainsi que la rate qui est légèement hypertrophiée.

Les ganglions thoraciques et bronchiques semblent sains. Les poumons, très engorgés, atteints de broncho-pneumonie, contiennent des granulations visibles à la loupe.

Les ganglions mésentériques, très tuméfiés, contiennent de nombreux points caséeux. Les ganglions prévertébraux en contiennent un peu moins. Les autres ganglions semblent sains. Il en est de même des os, des reins et du cerveau.

L'examen microscopique du poumon révèle les mêmes lésions que celles des organes du cobaye B.

Le foie présente quelques granulations jeunes contenant de nom-

(1) *Loc. cit.*

breuses cellules hépatiques en dégénérescence vitreuse. Elles siègent dans les espaces interlobulaires.

La rate présente les mêmes lésions que celle du cobaye précédent.

Les ganglions mésentériques contiennent un groupe de tubercules qui occupe leur partie centrale sans atteindre leur couche corticale.

Comme chez le cobaye précédent nous trouvons dans les ganglions des bacilles, mais en petit nombre.

Deuxième Génération.

Nous pratiquons de nouvelles inoculations à deux cobayes avec de la matière tuberculeuse provenant de B.

Le premier animal BA meurt vingt-cinq jours après l'inoculation.

A l'autopsie, nous constatons une tuberculisation généralisée du péritoine ; la face inférieure du diaphragme, le péritoine pariétal, le mésentère, le mésocôlon, l'épiploon, sont remplis de fines granulations : de plus la masse lymphoïde de ce dernier est très hypertrophiée et parsemée de nodules caséeux ramollis.

Les granulations sont nombreuses dans le foie, la rate; mais on n'en trouve pas dans le poumon congestionné, où elles sont remplacées par un pointillé rouge abondant.

Tous les ganglions sont tuberculeux, à l'exception de ceux de l'aisselle et du cou.

Au microscope, on voit que les lésions du poumon sont un peu moins accentuées que chez le cobaye suivant BB; les ganglions, en grande partie caséeux, présentent des foyers de ramollissement. La rate contient aussi de nombreux centres de caséification, mais sans ramollissement.

Nous avons trouvé des bacilles dans tous ces organes, mais ils étaient en petit nombre.

Le deuxième cobaye, BB, meurt le 28e jour. A l'autopsie, les lésions paraissent moins avancées que chez le cobaye précédent. La paroi abdominale porte une petite ulcération de la grandeur d'une pièce d'un franc, entourée d'une petite zone caséeuse. L'épiploon et le mésentère contiennent de très petites granulations. Dans le foie, elles sont moins nombreuses que chez le premier cobaye, et sont accompagnées de quelques petites taches jaunâtres; la rate est farcie de fines granulations, les ganglions thoraciques et bronchiques sont engorgés, caséeux en partie, non ramollis. Les poumons ne renferment pas de granulations tuberculeuses.

Si les ganglions prévertébraux supérieurs et inférieurs ne paraissent pas malades, au contraire, les mésentériques et ceux de l'aine et de l'aisselle sont volumineux, et on trouve dans le parenchyme de ces organes de nombreux points de caséification, sans ramollissement.

Au microscope, on constate dans le poumon les lésions de la broncho-pneumonie.

Les granulations tuberculeuses de tous ces organes contenaient un assez grand nombre de bacilles.

Troisième Génération.

Nous pratiquons, avec de la matière tuberculeuse provenant de BB, de nouvelles inoculations à deux cobayes.

Le premier, BBA, meurt 11 jours après l'inoculation.

A l'autopsie, nous constatons une tuberculisation généralisée du péritoine ; le mésentère, le mésocôlon et l'épiploon sont couverts de granulations isolées, tandis qu'elles sont agglomérées dans le péritoine pariétal; de plus, la masse lymphoïde de l'épiploon contient de nombreux nodules caséeux.

Les ganglions de l'aine, les vertébraux inférieurs et supérieurs, et les mésentériques sont en bien des points caséeux, mais ne sont pas tuméfiés.

La rate, légèrement hypertrophiée, renferme quelques granulations, ainsi que le foie, dont le tissu est rouge foncé.

Les ganglions thoraciques, axillaires et bronchiques, sont plus ou moins atteints de caséification; de plus, ces derniers contiennent des granulations.

Les poumons sont le siège d'une pneumonie généralisée. Le foie est chargé de toute petites granulations embryonnaires, situées dans les lobules et plus souvent dans les espaces interlobulaires et ne s'accompagnant pas de néoformation de canalicules biliaires. Les lésions des lobules environnant les granulations sont semblables à celles décrites dans le foie des premiers animaux de cette observation.

La rate présente de très nombreuses granulations qui siègent, soit dans les corpuscules, soit dans la pulpe, dont une bonne partie des canaux est envahie par la tuberculose. Les granulations, tantôt sont du type épithélioïde, tantôt présentent de petites cellules géantes au niveau de leur centre.

Les ganglions abdominaux ont leur capsule infiltrée d'éléments embryonnaires, et leur parenchyme rempli de nombreux amas de granulations tuberculeuses, dont le centre est en dégénérescence caséeuse sans ramollissement. Les parties ganglionnaires encore reconnaissables sont infiltrées de cellules épithélioïdes volumineuses.

Tous ces organes renferment un assez grand nombre de bacilles.

Le second cobaye meurt 13 jours après l'inoculation.

L'autopsie révèle les mêmes lésions, peut-être un peu plus avancées que chez le cobaye précédent. Ici encore le péritoine est atteint de tuberculose généralisée, les ganglions sont en partie caséeux, le foie, la rate contiennent des tubercules; mais il n'y en a pas dans le poumon qui ne diffère de celui du cobaye précédent que parce qu'il est marqué d'un pointillé rouge abondant.

Dans les tubercules de cet animal, on trouve une grande quantité de bacilles.

Récapitulons les faits principaux qui se dégagent de cette observation.

Nous partons d'un malade, affaibli par le service militaire d'abord, par une fièvre typhoïde ensuite; il commence par sentir une douleur vague dans l'épaule droite, et petit à petit se déclare une scapulalgie. L'extrémité supérieure malade de l'humérus nous montre plusieurs de ces tubercules enkystés que, le premier, Nélaton a décrits.

Si l'examen macroscopique nous porte à attribuer à la lésion en question une nature tuberculeuse, l'étude microscopique d'un de ces tubercules ne semble pas au premier abord venir à l'appui de cette manière de voir; en effet elle ne nous révèle pas l'existence de ces granulations que nous sommes habitué à rencontrer dans les organes atteints de tuberculose, nous n'apercevons ici que des nodules formés d'éléments en grande partie dégénérés et entourés de tissu conjonctif adulte. Mais en y réfléchissant un peu, on arrive à penser que si l'on ne découvre pas les granulations grises habituelles, c'est que les lésions sont trop avancées : les granulations distinctes et reconnaissables à l'origine se sont fusionnées et ont degénéré. Si, à la rigueur, l'examen histologique de la pièce pouvait laisser subsister quelques doutes sur la nature tuberculeuse des lésions, ceux-ci doivent disparaître devant les résultats positifs obtenus par nos inoculations.

Nous expérimentons en premier lieu sur 3 cobayes : le premier, tué quatorze jours après l'inoculation, nous montre desgranulatiousdans le mésocôlon etau niveau du point où l'inoculation a été pratiquée ; les lésions ne sont pas avancées, il est vrai; mais ce résultat doit être attribué à ce fait que nous tuons notre cobaye trop tôt, et aussi que la matière inoculée était en assez minime quantité pour nous faire craindre un échec *a priori*. Deux autres cobayes sacrifiés les 105e et 152e jours après l'inoculation, non seulement accusent une tuberculose généralisée typique, mais encore renferment dans leurs organes d'abondants bacilles.

Un de ces deux animaux nous sert à en inoculer deux autres qui meurent atteints de tuberculose et dont les viscères contiennent bon nombre de bacilles.

Les animaux de la troisième génération meurent rapidement; nous constatons à leur autopsie une tuberculose abdominale et nous trouvons un grand nombre de bacilles dans les ganglions.

Pour nous résumer, les lésions que nous avons observées dans les différentes générations de cobayes sont bien celles d'une véritable tuberculose et ne sont pas dues à une pseudo-tuberculose. Cela est prouvé, d'abord par la série que nous avons obtenue, ensuite par la présence de bacilles ; nous pouvons ajouter que cette tuberculose n'a pas été acquise par contagion ainsi que l'existence d'un nodule abdominal au point d'inoculation le prouve surabondamment.

Observation III. — **Arthrite de l'articulation métatarso-phalangienne du gros orteil droit.** (Opération faite à Saint-Antoine, dans le service de M. Périer.— Pièce et observation dues à l'obligeance de M. Jardet, interne des hôpitaux. Inoculation faite avec les produits des lésions osseuses.)

V..., F., 22 ans, clerc d'huissier, entré vers le milieu de mai 1883, dans le service de M. Périer, à l'hôpital Saint-Antoine.

Antécédents héréditaires : père vivant, mère morte d'une maladie inconnue. Le malade rapporte qu'il a eu, il y a huit semaines, une tuméfaction violacée indolore siégeant à la racine du gros orteil droit.

A son entrée à l'hôpital, il présente au bord interne de l'extrémité antérieure du premier métatarsien droit une ulcération fongueuse et une augmentation de volume de l'extrémité de l'os. L'ulcération a environ la largeur d'une pièce de un franc, ses bords offrent des bourgeons charnus pâles entre lesquels on peut faire pénétrer facilement un stylet jusqu'à l'os et dans l'intérieur même de l'os.

Au sommet du poumon droit, on constate des craquements. L'expiration est rude et prolongée.

Traitement tonique à l'intérieur et pansement antiseptique de la plaie. Un mois après, grattage avec la curette de Volkmann.

Au premier août, M. Segond prend le service. Le malade ne présentant pas d'amélioration notable, l'ablation du pied est jugée nécessaire. Le chirurgien a l'intention de pratiquer l'amputation de Chopart, mais les os de la partie antérieure du tarse étant tous infiltrés de graisse, il est obligé de pratiquer une amputation su-s malléolaire.

Réunion par première intention. Pansement de Lister.

Le 1er octobre, le malade est guéri, et a pris de l'embonpoint; les symptômes pulmonaires n'ont pas changé.

En examinant la pièce, on constate les faits suivants :

L'ulcération fongueuse, qui est indiquée plus haut, communique avec l'articulation métatarso-phalangienne, qui présente une deuxième fistule s'ouvrant entre le premier et le deuxième orteil après avoir côtoyé la partie externe de la tête du métatarsien. Les surfaces articulaires sont dépourvues de cartilage et couvertes de petites fongosités pâles qui tapissent également la synoviale. Lorsque le métatarsien est fendu, sa coupe est d'un violet très pâle, la moelle est demi-transparente, sans avoir un aspect huileux franc. Vers l'extrémité postérieure de l'os on aperçoit de petites taches opalines, et, un peu plus loin, l'os semble atteint d'ostéite raréfiante.

La première phalange est décolorée, jaunâtre. La synoviale de l'articulation phalangienne est rouge, et présente des fongosités autour des surfaces articulaires. Au-dessous des cartilages articulaires, l'os montre une petite zone inflammatoire.

Le premier cunéiforme est très pâle, légèrement opaque, on n'aperçoit pas de traces de tubercules à l'œil nu. L'articulation entre cet os et le métatarsien semble saine.

Le deuxième métatarsien présente aussi, à ses deux extrémités, sous le cartilage, des zones inflammatoires ainsi que deux petites taches violacées dans la moelle.

Les phalanges du deuxième orteil présentent les mêmes lésions que le métatarsien.

Au microscope, les surfaces articulaires de l'articulation métatarso-phalangienne dépourvues complètement de cartilages, sont revêtues de petites fongosités à différentes périodes de développement. Les plus jeunes sont formées presque essentiellement de granulations sans cellules géantes et plus ou moins dégénérées dans une trame de tissu conjonctif jeune. Les fongosités plus développées sont constituées par de gros faisceaux fibreux au milieu desquels on voit du tissu conjonctif jeune fortement chargé de cellules embryonnaires. Les vaisseaux des fongosités sont, en général, atteints de péri-artérite fibreuse et beaucoup d'entre eux sont oblitérés.

Au contact des fongosités, la moelle des deux os est remplie sur une petite étendue de cellules embryonnaires dans le reste des os ; vers les parties périphériques elle est sclérosée, tandis que vers le centre les espaces trabéculaires agrandis sont remplis d'une moelle adipeuse sans altération notable des vaisseaux. Vers la partie postérieure du métatarsien où nous avons constaté de petites taches opalines, nous reconnaissons des amas de granulations complètement dégénérées et en train d'être envahies par le tissu conjonctif.

Quelques trabécules osseuses présentent de petites érosions, mais ces points sont rares; généralement on voit que de nouvelles couches osseuses se sont formées aux dépens du tissu conjonctif voisin, qui est lui-même infiltré de substance fondamentale osseuse.

Le premier cunéiforme contient dans sa moelle de nombreuses granulations tantôt isolées, tantôt conglomérées. Dans ce dernier cas, elles sont ou séparées entre elles par une légère couche de tissu conjonctif ou tout à fait fusionnées et forment alors des foyers caséeux non ramollis d'une certaine étendue. Le reste de la moelle est composé de petites cellules rondes.

Première Génération.

Peu de temps après l'opération, nous inoculons à trois cobayes des matériaux provenant de l'extrémité postérieure du premier métatarsien et du premier cunéiforme

Nous tuons un de ces animaux trente et un jours après l'inoculation.

Autopsie. — La *paroi abdominale* présente à gauche, au point d'inoculation, un abcès de la grosseur d'un œuf parfaitement isolable de la peau et des couches musculaires. Le tissu environnant est infiltré de petites collections purulentes de la grosseur d'une tête d'épingle. Le pus qui sort de cet abcès est séreux, trouble et contient des grumeaux.

Le mésentère paraît normal et les ganglions mésentériques légèrement tuméfiés ont des points opaques grisâtres. L'épiploon contient quelques nodules non ramollis.

Le foie est marqué de nombreuses petites taches jaunâtres et la rate, hypertrophiée, est couverte de toute petites granulations crues.

Les ganglions thoraciques supérieurs sont tuméfiés, en grande partie caséeux.

Les poumons, légèrement congestionnés, renferment de grosses granulations grises dont quelques-unes sont confluentes.

Les ganglions de l'aine, de l'aisselle et les prévertébraux inférieurs sont tuméfiés avec des points gris jaunâtres. Quelques ganglions de l'aine ont des petits points de ramollissement. Les prévertébraux supérieurs semblent normaux.

Les humérus droit et gauche examinés à la loupe semblent contenir de toute petites granulations.

Rien aux fémurs, aux tibias, au sternum et aux vertèbres.

A l'examen microscopique, les poumons atteints de pneumonie généralisée se montrent remplis de granulations formées de cellules lymphoïdes accompagnées de plusieurs cellules épithélioïdes séparées du tissu inflammatoire environnant par une zone à l'intérieur de laquelle les alvéoles et les petites bronches sont entourées d'une couronne, nettement délimitée, de cellules lymphoïdes et de cellules épithélioïdes. Les grosses bronches enflammées, et les gros vaisseaux ne présentent pas de tubercules, mais les bronches moyennes et les vaisseaux plus petits en dehors des granulations sont entourés d'une zone plus ou moins épaisse de cellules lymphoïdes qui, parfois, sont mélangées de cellules épithélioïdes.

La rate est presque complètement envahie par la tuberculose. De rares corpuscules de Malpighi sont sains, le plus grand nombre renferment des amas de cellules épithélioïdes siégeant généralement en leur centre. Dans quelques-uns de ces groupes de cellules on trouve des cellules géantes.

La plus grande partie de la pulpe splénique est envahie par des granulations du même genre et les canaux du parenchyme sont en grande partie remplis de cellules embryonnaires.

Quelques artères sont bouchées par des cellules endothéliales et les canaux veineux, légèrement dilatés, sont remplis de globules rouges épars.

Le foie contient de petites granulations.

La capsule des ganglions est légèrement infiltrée de cellules embryonnaires et quelques ganglions sont creusés de larges cavernes irrégulières, bordées d'une zone plus ou moins épaisse d'éléments déformés et dégénérés. Les parties qui séparent ces vastes cavernes sont formées de tissu conjonctif avec cellules embryonnaires pâles, interrompues, par places, par des foyers caséeux non ramollis pour la plupart. Il ne reste plus, dans l'organe, trace du parenchyme ganglionnaire. On trouve des bacilles en assez grand nombre dans tous ces organes.

Les deux autres cobayes meurent, l'un 73 jours, l'autre 93 jours après l'inoculation. Les lésions révélées par l'autopsie étant à peu de chose près les mêmes, chez ces deux derniers cobayes, que celles que nous avons décrites chez le premier; nous ne les décrirons pas, nous contentant de faire remarquer qu'elles sont plus avancées chez le second, dont la cavité péritonéale contient environ 10 grammes d'un liquide louche. Les intestins sont enflammés. Quelques-unes de leurs anses sont adhérentes entre elles et enveloppées d'un péritoine blanc opaque, portant de petites fausses membranes qui brident les plis du gros intestin. Le mésentère est épais, opalin, et les ganglions mésentériques, très volumineux, sont en partie caséeux. Le foie de couleur foncée et la rate atteinte d'une cirrhose à surface légèrement mamelonnée, semblent contenir des granulations. Les ganglions thoraciques et bronchiques sont caséeux et non ramollis. Les poumons, très congestionnés surtout à la base où ils sont d'un rouge sombre, présentent d'épaisses granulations semi-transparentes, entourées d'une zone inflammatoire. Les ganglions prévertébraux supérieurs et inférieurs, ainsi que les cervicaux, sont volumineux, durs, avec des points gris jaunâtre. Les os paraissent être indemnes.

Nous avons trouvé des bacilles dans les tubercules de ces différents organes.

Deuxième Génération.

De la matière tuberculeuse provenant du premier cobaye nous sert à inoculer deux nouveaux animaux. Le premier est tué 50 jours après l'inoculation, le second meurt le 39e jour.

Nous décrirons les lésions révélées par l'autopsie et l'examen microscopique pour le premier, en faisant remarquer qu'elles sont un peu moins avancées chez le second.

Autopsie. — *La paroi abdominale* présente, au niveau du point d'inoculation, une ulcération de la grandeur d'une pièce de 20 centimes et à sa face externe 4 ou 5 nodules caséeux; alors que l'épiploon contient des granulations, toutes petites d'ailleurs, le mésentère et le mésocôlon én sont dépourvus. Les ganglions mésentériques ainsi que la totalité des ganglions sont plus ou moins tuméfiés et caséeux et comme *le foie et la rate* n'offrent pas de granulations nettes, mais le foie est décoloré et marqué d'un pointillé bien accentué et la rate est hypertrophiée.

Les *poumons*, décolorés, sont farcis de tubercules transparents. Les *fémurs*, dont la moelle est congestionnée, semblent contenir des granulations, de même que les tibias. Rien au contraire dans les humérus, le sternum, les vertèbres.

L'examen microscopique montre que les poumons sont atteints d'une pneumonie généralisée, et qu'ils sont chargés de granulations nombreuses et variables comme composition : cellules lymphoïdes, épithélioïdes, cellules géantes, ayant avec les bronches et les vaisseaux les rapports ordinaires. La rate presque entièrement malade présente çà et là quelques corpuscules non encore atteints; mais le plus grand nombre de ces corpuscules est occupé par des granulations du même type que celles de l'organe correspondant du cobaye précédent et dont quelques-unes sont atteintes de dégénérescence caséeuse. La pulpe, ici encore, est atteinte ; ses canaux sont souvent obstrués, les artères bouchées par prolifération. Le foie est rempli de petits groupes de granulations, comprenant des canalicules biliaires.

Les ganglions (thoraciques supérieurs) présentent les mêmes lésions que ceux des deux cobayes précédents. Chaque coupe présente deux ou trois foyers de ramollissement, qui forment parfois une cavité.

On trouve des bacilles en grand nombre dans les ganglions.

Troisième génération.

Nous inoculons deux nouveaux cobayes avec des matériaux provenant du premier animal de la deuxième génération. Le premier de ces deux cobayes, inoculé, meurt au bout de 22 jours, le second 28 jours après l'opération.

A l'autopsie, la paroi abdominale nous présente, chez tous les deux, un nodule caséeux. Le mesentère, le mésocôlon, l'épiploon ne renferment pas de granulations. Tandis que chez le premier, les ganglions mésentériques ne sont guère malades, chez le second ils sont légèrement tuméfiés et quelquefois caséeux. Les autres ganglions, d'une manière générale, sont caséeux ou présentent des points caséeux. Le foie, volumineux chez les deux, est marqué de taches jaunâtres et ne renferme des tubercules que chez le premier. Ils sont remplacés chez le second par un pointillé blanc très marqué. La rate, hypertrophiée, renferme de nombreuses granulations caséeuses chez le second cobaye. Les poumons congestionnés sont marqués d'un pointillé rouge chez les deux animaux, et sont atteints de broncho-pneumonie chez le premier cobaye. Les os, chez le premier de ces animaux, ne paraissent pas malades, mais chez le second cobaye, semblent contenir de toute petites granulations.

Au microscope, la tuberculose des poumons, est moins avancéé que chez les animaux antérieurement étudiés. Les granulations chez le second cobaye sont entourées d'une zone de pneumonie ; la rate offre les mêmes lésions que celles du premier animal de la première génération, avec cette différence, que quelques-uns de ces corpuscules ont des points de caséification. Les ganglions lymphatiques présentent les lésions ordinaires : infiltration de la capsule par des cellules embryonnaires, envahissement du parenchyme, par des granulations dont les plus volumineuses ont des points de dégénérescence caséeuse, qui, chez le second animal, en se fusionnant, ont formé de larges foyers purulents.

Des bacilles de Koch ont été trouvés dans les tubercules de tous les animaux de cette génération.

La pièce qui nous a servi à faire cette série appartenait à un jeune homme de 22 ans, présentant à l'auscultation des signes manifestes de tuberculose pulmonaire. Ce malade s'aperçut deux mois avant l'opération qu'il avait une tuméfaction indolore qui ne tarda pas à s'ulcèrer.

Les lésions osseuses du métatarsien et de la phalange semblent en état de régression, car elles ont abouti déjà à une transformation fibreuse de la moelle et il s'était formé un nouveau tissu ossseux aux dépens de ce tissu. Dans le cunéiforme, l'affection osseuse est moins avancée; si ce n'était sa pâleur et son opacité, il semblerait sain, cependant l'examen histologique nous a révélé l'existence de nombreuses granulations en voie de ramollissement ; dans les lésions osseuses, nous n'avons trouvé aucun micro-organisme. Des fragments tirés de ces os et de la partie postérieure du métatarsien, c'est-à-dire pris loin des fistules, nous ont servi à inoculer trois cobayes qui sont morts du trente et unième au quatre-vingt-treizième jour de tuberculose généralisée manifeste.

Dans les tubercules nous avons constamment trouvé de nombreux bacilles.

L'un de ces cobayes nous a fourni de la matière pour inoculer notre seconde génération; nous avons eu les mêmes résultats et une troisième génération inoculée également dans les mêmes conditions, nous a donné encore de la tuberculose bacillaire.

Donc les lésions osseuses du pied qui nous ont montré seulement des granulations dégénérées, sans bacilles ni autres micro-organismes, étaient tuberculeuses, puisque nous avons produit dans nos animaux pendant trois générations une tuberculose dans laquelle nous avons constaté la présence de bacilles. Il ne faut pas s'étonner que dans la pièce elle-même nous n'ayons pas rencontré de micro-organismes, car, comme nous l'avons déjà dit, ils peuvent être très rares et, dans ce cas, ils échappent aux investigations.

Observation IV. — Enfant de 13 ans, mort le 25 juin. — **Mal de Pott. Tuberculose pulmonaire. Inoculations.**

Autopsie du sujet. — A l'ouverture du thorax, les poumons adhèrent, par toute leur surface, aux parois thoraciques. Ils sont couverts de nombreux tubercules conglomérés et non ramollis. Au sommet du poumon gauche existe une vaste caverne à moitié remplie de pus.

Quand on enlève les organes thoraciques, on découvre un vaste abcès sous-périostique, placé au-devant des vertèbres et s'étendant de la septième vertèbre cervicale, à la septième dorsale sans dépasser latéralement les apophyses transverses. Le périoste est détruit en ce point, et la cavité de l'abcès est remplie de pus renfermant des fragments osseux.

A l'examen des vertèbres, nous constatons que la cinquième dorsale a complètement disparu, ainsi qu'une partie de la quatrième, et que ce qui reste de l'os est blanc jaunâtre infiltré de pus. La sixième vertèbre, recouverte à sa partie supérieure de son disque intervertébral en partie détruit, est infiltrée de matière tuberculeuse qui lui donne une coloration blanc jaunâtre. Cette vertèbre présente dans ses parties profondes deux petites cavités de 1 millimètre, remplies de matière caséeuse. Le tissu osseux est plus dur et plus ferme que celui d'une vertèbre ordinaire. La quatrième vertèbre atteinte par l'infiltration, dans sa partie inférieure seulement, présente trois petites cavités remplies de substance tuberculeuse.

Les autres vertèbres, dénudées par la disparition du périoste, ont leur surface dépolie, blanchâtre, mais elles ne sont pas atteintes autrement, à l'exception de la troisième qui présente un noyau tuberculeux, à bords diffus, de 2 à 3 millimètres.

Les vertèbres, au-dessus et au-dessous de la région malade sont saines; le sternum l'est également.

Les autres organes, mésentère, foie, rate, reins, ganglions abdominaux, ainsi que la pie-mère ont leur apparence normale.

Au microscope, la moelle des vertèbres malades, formée de petites cellules mêlées de médulocelles et de cellules à noyaux bourgeonnants, est parsemée de nombreuses granulations, soit isolées, soit réunies par petits groupes de deux à trois, et entourées de tissu conjonctif épaissi. Les moins dégénérées ont la composition typique :

cellules lymphoïdes périphériques, épithélioïdes et cellules géantes centrales. A côté de celles-ci, on en voit d'autres, formées seulement de cellules lymphoïdes, ce qui n'est qu'une apparence due probablement à ce que les granulations ont été coupées à leur périphérie. Mais la plus grande partie des granulations ne se présente pas sous un aspect si net; elle est formée de cellules pâles, mal colorées par le carmin et dont l'individualité n'est plus guère reconnaissable qu'aux noyaux. Les cellules géantes de ces granulations sont le plus souvent granuleuses et même représentées uniquement par une masse granulo-graisseuse, les noyaux ayant disparu.

On voit de loin en loin un foyer caséeux dû à la réunion de deux ou trois granulations dégénérées, mais le plus souvent les foyers ont l'aspect de plaques à bords irréguliers occupant de un à plusieurs espaces trabéculaires. Ces foyers sont remplis de débris de matière caséeuse mélangée de débris de trabécules osseuses fortement érodées. Autour de ces vastes foyers on en voit d'autres plus petits qui, versant leur contenu dans les foyers centraux, contribuent à l'agrandissement de ces derniers.

La couche osseuse compacte, en contact avec les disques intervertébraux, est excessivement amincie et manque même en plusieurs endroits. Elle est fortement érodée et contient des cavités remplies de cellules embryonnaires; les corpuscules osseux sont en général gonflés. Les vaisseaux, dont l'endothélium a proliféré, sont entourés d'une zone de cellules embryonnaires.

Cette pièce renfermait quelques bacilles de Koch, mais ils y étaient très rares ; car, quoique j'aie examiné avec soin un grand nombre de préparations, je n'ai trouvé en tout que trois bacilles.

Première Génération.

Deux heures et demie après l'autopsie, nous inoculons à 3 cochons d'Inde un peu de la matière de la quatrième vertèbre.

Un des trois animaux, que nous appellerons C, fut tué quatorze jours après l'inoculation (inoculation péritonéale), et nous montra à l'autopsie, dans l'épaisseur de la paroi abdominale, deux nodules caséeux (à droite et à gauche) aux points où a passé la canule, et autour de ces nodules quelques granulations.

Le *mésentère* et l'épiploon contiennent quelques granulations, et ce dernier possède en plus des nodules caséeux abondants.

Les *ganglions* mésentériques et les ganglions en général paraissent normaux.

Le *diaphragme* offre quelques tubercules crus. Le *foie* et la *rate* paraissent normaux. Les *poumons* sont congestionnés et, à la loupe, on y aperçoit de tout petits points transparents qui ressemblent à des granulations tuberculeuses. Les os ne paraissent pas malades.

L'examen microscopique nous montre sur le mésentère autour des vaisseaux des granulations de diverses grosseurs, appartenant au type lymphoïde.

Les poumons sont congestionnés ; à leur périphérie existent de petits noyaux de pneumonie. Les vaisseaux et quelques petites bronches sont entourés d'une auréole de cellules lymphoïdes ; autour des grosses bronches, remplies de mucopus, siègent de petites granulations lymphoïdes. Une auréole embryonnaire existe autour de quelques vaisseaux en dehors des noyaux pneumoniques.

La rate semble en général saine ; toutefois quelques corpuscules de Malpighi ont leur centre occupé par un petit amas de cellules épithélioïdes, et dans d'autres points des cellules embryonnaires sont éparses entre les cellules du corpuscule. Le foie contient de très rares granulations lymphoïdes.

Un autre des trois cobayes, que nous dénommerons B, meurt quarante-cinq jours après l'inoculation péritonéale.

L'autopsie nous révèle une tuberculose avancée et généralisée.

La face interne de la paroi abdominale, recouverte de nombreux tubercules jaunâtres, présente un nodule de la grosseur d'un petit pois ouvert à l'extérieur et correspondant au passage de la canule.

Le *mésentère*, le *mésocôlon*, l'*épiploon* sont chargés de granulations, et la masse lymphoïde de ce dernier est volumineuse avec des points de caséification. Tous les *ganglions lymphatiques* sont tuméfiés et en partie caséeux.

La *rate* et le *foie* sont couverts de nombreux tubercules, crus dans le premier organe, avec quelques centres caséeux dans le second.

Les *poumons* très congestionnés sont garnis d'un pointillé rouge abondant, et on voit de nombreux tubercules isolés ou conglomérés à leur surface.

Les *fémurs*, *tibias* et *humérus* semblent contenir quelques granulations.

Le *mésentère*, examiné au microscope, présente de nombreuses granulations réunies par petits groupes. Elles siègent indifférement dans le voisinage des vaisseaux et loin d'eux, et quelques-unes paraissent s'être développées aux dépens de taches laiteuses.

Les poumons présentent des noyaux de pneumonie fibrineuse d'étendue variable, et au sein de ces noyaux, siégeant autour des petites bronches, mais principalement autour des vaisseaux congestionnés, on remarque de nombreuses granulations à rares cellules géantes, dont quelques-unes ont des foyers caséeux non ramollis à leur centre. Quelques grosses bronches ont autour de leur paroi, et dans leur paroi même, des granulations en dégénérescence.

La *rate* est complètement envahie par des granulations conglomérées. Au milieu de cette masse formée par la réunion de plusieurs granulations, on en distingue quelques-unes qui n'ont pas encore perdu complètement leur individualité. Les moins avancées sont formées par un groupe plus ou moins grand de cellules épithélioïdes entourées à leur périphérie par une couronne de cellules lymphoïdes. D'autres sont composées essentiellement de cellules épithélioïdes, qui, pour la plupart, entourent des cellules géantes.

Dans le foie, des groupes de granulations conglomérées à type épithélioïde, siégent dans les espaces interlobulaires. Ils sont en tous points semblables à ceux que nous avons décrits dans les foies des observations précédentes, sauf que dans celui-ci les groupes sont plus étendus.

Les canaux biliaires de nouvelle formation sont gros et sur les coupes on y étudie plus facilement que dans celles des foies précédemment décrits la transformation des rangées hépatiques en canaux biliaires. Les rangées hépatiques formées par une ou deux files de cellules très granuleuses, volumineuses, ayant deux noyaux, s'abouchent avec un canal biliaire à cellules cubiques. La transition se fait progressivement ; les cellules intermédiaires au nombre de deux cellules ou plus, sont plus petites, à protoplasma moins abondant, granuleux et coloré en jaune, comme celui des cellules hépatiques. Dans les préparations qui ont été colorées par le picrocarmin faible, les noyaux des cellules de transition et ceux de l'épithélium des canaux sont fortement colorés par le carmin, tandis que ceux des cellules hépatiques le sont beaucoup moins.

Les branches de la veine porte emprisonnées dans les granulations agglomérées sont dilatées, atteintes parfois d'endophlébite oblitérante ; la lumière de plusieurs artères est remplie de nombreuses cellules lymphatiques ; les canaux biliaires de premier ordre et les lymphatiques sont fortement dilatés.

Les ganglions ont leur capsule infiltrée d'éléments embryonnaires et leur parenchyme en partie envahi par de larges taches formées d'éléments caséeux diffus, mélangés à des cellules embyonnaires non encore dégénérées.

Les bacilles dans ces organes étaient peu nombreux.

Le troisième cobaye, que nous appelons A, meurt cent dix jours après l'inoculation (injection hypodermique).

L'autopsie révèle une tuberculose moins généralisée que chez le cobaye précédent. Ainsi le foie et la rate ne semblent pas contenir de granulations, alors que le poumon en est rempli.

Notons que le rein gauche présente un groupe de granulations à son extrémité supérieure et d'autres disséminées dans sa moitié inférieure.

Les *poumons*, ainsi que le prouve l'examen au microscope, sont atteints de tuberculose un peu plus avancée que celle du cobaye précédent B.

La rate est envahie par des granulations sans cellules géantes, plus abondantes que chez le cobaye précédent.

Le foie est moins malade que celui du premier cobaye, les groupes de granulations interlobulaires sont plus petits et isolés. Ces granulations renferment de belles cellules géantes et des canaux biliaires de nouvelle formation, lesquels, quoique peu nombreux, sont faciles à voir en continuation avec les rangées de cellules hépatiques.

Les vaisseaux portes, les canaux biliaires et lymphatiques sont dilatés et les artères, atteintes de péri-artérite et d'endartérite, ont des parois épaisses et leur lumière complètement obstruée.

Les lobules sont en partie déformés, les rangées de cellules entourant les groupes de granulations tuberculeuses sont épaissies, composées de cellules fortement granuleuses et plus grosses qu'à l'état normal. Dans quelques endroits du lobule, les capillaires sont dilatés et les trabécules légèrement amincies. Absence complète de cellules hépatiques dégénérées.

Les ganglions (bronchiques) présentent les mêmes lésions que les organes correspondants du cobaye précédent. On y voit de plus des abcès dans le parenchyme ganglionnaire.

Nous avons trouvé des bacilles en grand nombre dans les granulations tuberculeuses.

Deuxième Génération.

Pour obtenir une deuxième génération, nous avons inoculé à de nouveaux cobayes des matériaux provenant des animaux de la première génération; c'est-à-dire que nous avons injecté dans le péritoine de deux cobayes CA et CB, une masse préparée avec des fragments de rate, de foie et de nodule abdominal de l'animal C et que sous le derme de deux autres BA et BB, nous avons injecté de la matière tuberculeuse prise chez B.

CA meurt quarante-huit jours après l'inoculation, et CB trente jours après.

A l'autopsie, nous apercevons des nodules caséeux dans la paroi abdominale dont la face interne est couverte de tubercules.

Les *mésentères*, les *mésos* et l'*épiploon* contiennent des granulations, plus ou moins abondantes et la masse lymphoïde présente de nombreux tubercules caséeux.

Les *ganglions* sont tuméfiés et en partie caséeux.

Le *foie* et la *rate* sont tuméfiés et contiennent des tubercules crus dans le premier organe, caséeux dans le second.

Les *poumons* de CA sont farcis de tubercules aglomérés ou isolés non encore caséeux; ceux que l'on trouve dans les poumons de CB sont petits et transparents.

Les os longs présentent de petites taches blanchâtres dont on ne peut déterminer la nature, les extrémités de quelques-uns des os sont d'un rouge insolite.

Au microscope, on voit que le mésentère contient de toutes petites granulations du type lymphoïde autour des vaisseaux.

Le poumon de CA est atteint de broncho-pneumonie. Quelques

grosses bronches montrent par places de petits abcès situés dans l'épaisseur de leur paroi et se vidant dans leur intérieur.

Les granulations sont nombreuses à la périphérie de l'organe. D'autres entourent soit une petite bronche obstruée par de nombreuses cellules, soit un vaisseau fortement congestionné. Absence complète de granulations à cellules géantes. Les lésions de CB sont un peu moins avancées.

Les rates sont farcies de nombreuses granulations dont les unes sont formées de cellules lymphoïdes contenant des cellules épithélioïdes. Quelques-unes de ces granulations sont en voie de dégénérescence caséeuse ; d'autres ne renferment que des cellules épithélioïdes et très peu de cellules géantes. Les sinus veineux sont fortement injectés et dans leur voisinage siègent des foyers hémorrhagiques diffusés dans la masse. Les artères encore reconnaissables sont atteintes d'endartérite.

Le foie présente des mêmes lésions que celui de A, sauf qu'ici les groupes des granulations contiennent des foyers caséeux non ramollis et que soit à la périphérie, soit au centre de ces groupes, on observe des amas de cellules hépatiques en dégénérescence vitreuse.

Les ganglions (vertébraux) sont envahis en totalité par du tissu conjonctif embryonnaire renfermant de nombreuses granulations épithélioïdes dont quelques-unes sont presque complètement caséeuses; les plus volumineuses, ramollies, ont formé de petits abcès.

Il y avait un grand nombre de bacilles dans les organes de ces deux cobayes.

Les deux cobayes BA et BB, inoculés avec des matériaux provenant de B, meurent l'un soixante jours, l'autre cinquante-sept jours après l'inoculation.

Chez ces deux animaux, la paroi abdominale porte une ulcération correspondant au point d'inoculation. Les granulations sont rares dans le mésentère, l'épiploon et le péricarde. Les ganglions sont tuméfiés et plus ou moins caséeux.

La *rate* et le *foie* renferment des granulations et ce dernier organe est recouvert à sa surface de taches jaunâtres.

Les *poumons* renferment de nombreux tubercules dont quelques-uns sont caséeux.

Le *fémur* droit de BB renferme un tubercule ; les os en général et même les vertèbres montrent des granulations.

Il est à remarquer que les lésions de BB sont beaucoup plus accentuées que celles de l'autre cobaye.

Examinés au microscope, les poumons congestionnés, présentent des granulations assez volumineuses qui siègent de préférence vers la périphérie de l'organe ou autour des bronches; la plupart présentent au niveau de leur centre des cellules géantes.

La *rate* présente les mêmes lésions que celle de CB ; de plus les sinus caverneux non encore complètement envahis sont fortement congestionnés.

Les lésions du foie sont également semblables à celles de A, mais nous observons de plus en plus que des vaisseaux interlobulaires sont en partie oblitérés par une endophlébite est une endartérite très avancées.

Les ganglions (bronchiques) envahis en grande partie par du tissu conjonctif plus ancien que dans les exemples précédents contiennent de nombreuses granulations soit du type lymphoïde, soit à cellules géantes. Quelques-unes, complètement caséeuses, ont à leur centre une petite cavité remplie de graisse.

Les parties non encore envahies présentent de petites granulations en voie de formation.

Les ganglions des deux cobayes renferment des bacilles.

Troisième Génération.

Avec des granulations provenant de l'animal BB, nous inoculons deux cobayes BBA et BBB.

Le premier meurt vingt-six jours après l'inoculation.

A l'*autopsie*, la paroi abdominale présente un petit nodule de la grosseur d'un pois. Le mésentère, le mésocarde et l'épiploon renferment de petites granulations. Les ganglions sont tuméfiés et en partie caséeux.

Le *foie* et la *rate* sont tous deux tuméfiés, mais tandis que le premier organe ne présente que des taches et un pointillé blanc à sa surface, le second offre de nombreux tubercules crus.

Les *poumons*, très congestionnés, renferment de nombreux tubercules crus, entourés d'une zone inflammatoire ; ceux-ci sont soit isolés, soit conglomérés.

Les *fémurs* seuls contiennent des granulations nettes.

Au microscope, les poumons légèrement congestionnés, présentent de petites granulations composées de cellules embryonnaires sans cellules géantes ; dans quelques points, elles sont formées de cellules épithélioïdes entourées d'un amas de cellules lymphoïdes, siégeant comme dans les exemples précédents, à la périphérie de l'organe ou dans le voisinage des bronches. Quelques granulations ont englobé une petite bronche.

La rate présente des granulations épithélioïdes et de nombreuses granulations dont le centre est occupé par des cellules géantes ou par des cellules dégénérées. Les vaisseaux accusent une légère prolifération de leur épithélium.

Le foie présente les mêmes lésions que celui de A, et en outre des amas de cellules hépatiques atteintes de dégénérescence vitreuse.

Les ganglions lymphatiques moins malades sont envahis par du tissu conjonctif embryonnaire, contenant de nombreuses granulations et présentant souvent au centre du parenchyme l'aspect d'un gros abcès entouré d'une zone épaisse de tissu dégénéré. Dans les parties les moins malades, le parenchyme est complètement infiltré de granulations dont un bon nombre sont en voie de dégénérescence caséeuse. Leur capsule est infiltrée de cellules embryonnaires.

Le cobaye BBB présente, tant au point de vue macroscopique qu'au point de vue microscopique, à peu près les mêmes lésions que le cobaye BBA. Nous jugeons donc inutile de les décrire.

Dans tous les tubercules de ces animaux, nous avons trouvé un grand nombre de bacilles.

En somme, le point de départ de cette observation est un enfant mort apparemment d'une poussée aiguë de tuberculose pulmonaire, et qui présentait un abcès volumineux en avant de la partie supérieure des vertèbres dorsales; la cinquième et une partie de la quatrième avaient disparu, la sixième était complètement infiltrée par la matière caséeuse. Nous nous trouvons donc là en face d'un de ces cas d'infiltration tuberculeuse qui ont été si bien décrits par Nélaton père, et MM. Kiener et Kelsch. L'examen microscopique confirme cette manière de voir ; l'existence de nombreuses granulations, prématurément dégénérées, la présence de bacilles, assez rares il est vrai, ne peuvent laisser le moindre doute sur la nature tuberculeuse de la lésion osseuse.

Enfin les inoculations que nous avons faites sont absolument concluantes. Des trois cobayes mis en expérience, le premier, tué au bout de quatorze jours, quoique nous n'ayons pas pu trouver de bacilles dans les granulations, présente de la tuberculose manifeste dans le mesentère et les ganglions bronchiques et un début de tuberculose dans le poumon et la rate.

Les deux autres cobayes, morts de tuberculose le quarante-cinquième et le cent dixième jour, présentent dans leurs organes des bacilles en nombre variable. L'état tuberculeux du premier cobaye tué au quatorzième jour pouvait laisser des doutes, mais ceux-ci doivent disparaître devant les résultats des inoculations que nous avons faites avec ses organes. Des fragments d'organe de cobaye injectés à d'autres animaux développent chez ces derniers (CA et CB) une tuberculose généralisée avec bacilles, maladie dont ils meurent le trentième et le quarante-huitième jour.

Une autre inoculation, faite avec des matériaux tirés d'un cobaye de la première génération mort au quarante-huitième jour de tuberculose, réussit de même : les organes des animaux tuberculisés renferment beaucoup de bacilles.

Enfin une troisième génération de cobayes nous donne des résultats semblables.

On ne saurait méconnaître l'importance de ces données. En effet l'infiltration tuberculeuse décrite par Nélaton a été niée dans ces derniers temps, nous rappellerons que M. Gosselin, comme principal argument contradictoire, insiste sur ce fait que l'infiltration tuberculeuse n'avait pu reproduire la tuberculose chez les animaux. Depuis lors. MM. Kiener et Poulet, dans leur travail sur la tuberculose osseuse, ont démontré sa véritable nature, et ont décrit les granulations en voie de dégénérescence prématurée qui accompagnent l'infiltration. A notre tour nous avons constaté les mêmes lésions ; nous avons de plus reconnu l'existence de bacilles dans ces lésions, et enfin surtout nous avons réussi à transmettre la tuberculose à plusieurs séries d'animaux. Nous avons donc été plus heureux que Nélaton, qui n'avait obtenu à l'aide d'expériences analogues que des résultats négatifs. Il nous est impossible d'en donner les raisons, ne connaissant, ni les animaux que le grand chirurgien a employé pour ses expériences, ni la méthode qui a présidé à ses inoculations.

Ce n'est pas là comme on pourrait le croire une observation isolée ; car nous lui en ajoutons une autre aussi concluante. Une petite fille de 4 ans, morte de tuberculose pulmonaire, présente à l'autopsie une infiltration tuberculeuse des huitième et neuvième vertèbres dorsales, dans laquelle nous trouvons des bacilles peu nombreux. Pendant trois générations les cobayes inoculés avec des matériaux provenant de la lésion, meurent tous de tuberculose, et nous avons retrouvé dans tous leurs organes un grand nombre de bacilles.

(1) Dictionnaire de médecine et de chirurgie.

Observation V. — Tumeur blanche du poignet *chez un tuberculeux.* (Amputation faite à la Pitié, dans le service de M. Polaillon. Observation due à l'obligeance de M. Barbier, interne des hôpitaux. Inoculations faites avec des lésions osseuses.)

Le sieur P... entré le 4 février 1884 dans le service de M. Polaillon. Son affection a débuté au commencement de septembre 1883, mais il avait éprouvé auparavant des douleurs au niveau du poignet gauche. A la fin de novembre apparaissait une tumeur fluctuante sur le dos de la main.

A son entrée à l'hôpital on constate l'existence d'un gonflement de toutes les articulations du poignet gauche. Les extrémités inférieures du radius et du cubitus sont tuméfiées. Les doigts ont un aspect fusiforme. Sur le dos de la main, au niveau des tendons extenseurs, existe un abcès froid du volume d'un gros œuf.

Le bras est amaigri jusqu'au moignon de l'épaule. Du côté du poumon, on constate de la submatité au sommet droit avec expiration prolongée et respiration rude.

Le 13, l'abcès s'ouvre spontanément; on constate à ce moment des signes manifestes de tuberculose aux deux sommets.

Le 25, on pratiqua au-dessus du poignet l'amputation à lambeau palmaire. Sutures métalliques. Pansement de Lister.

La marche de la plaie est satisfaisante. L'état des poumons est stationnaire. Le malade va en convalescence à Vincennes.

Notons qu'il a au genou droit un gonflement peu douloureux contemporain de la lésion du poignet.

L'examen de la pièce, après l'amputation, nous montre, au niveau de l'articulation carpo-métacarpienne, à la face dorsale de la main, une fistule qui fait communiquer l'extérieur avec une vaste collection purulente, séparée du corps des os par un tissu lardacé et n'ayant pas de communication avec les os du carpe et du métacarpe et leurs articulations.

L'articulation radio-carpienne est remplie d'une grande quantité de fongosités. Le cartilage articulaire du radius est opaque, dépoli, érodé et détruit vers sa partie centrale; l'os dénudé est infiltré de substance caséeuse formant un nodule de 1 cent. 1/2 de diamètre. Les surfaces articulaires des os du carpe sont opaques, et celle du scaphoïde est dépolie. Le cubitus est sain.

Les articulations des os du carpe sont également remplies de fongosités et quelques cartilages articulaires sont érodés.

Les os sont très pâles, légèrement opaques, sans trace de matière tuberculeuse ; mais le trapézoïde décoloré est infiltré, dans sa totalité, de matière caséeuse.

Les articulations carpo-métacarpiennes, de même que les articulations du carpe sont malades. Les métacarpiens qui présentent des taches rouges de congestion ont une moelle huileuse, mais ils ne présentent pas de lésions tuberculeuses à l'exception des deuxième et troisième métacarpiens. Le deuxième, vers son extrémité supérieure, sous le cartilage articulaire, montre un tubercule gris opaque et son tissu osseux est un peu moins opaque. La moelle du reste de l'os est huileuse, transparente et on voit dans le tissu compact de l'os des taches rouges de congestion. Le troisième est blanc mat uniforme dans son tiers supérieur, sans tubercules.

Les phalanges ne renferment pas de tubercules, mais des taches rouges disséminées ; les articulations sont également remplies de petites fongosités.

L'examen microscopique du trapézoïde et du troisième métacarpien nous montre que la moelle de ces os est en voie de transformation fibreuse peu avancée vers la périphérie de l'os. Vers le centre elle contient un très grand nombre de granulations avec cellules géantes. Ces groupes de granulations sont composés d'un nombre variable de petites granulations et sont entourés par de la moelle fibroïde chargée de petites cellules embryonnaires et de rares cellules graisseuses. Quelques-uns de ces groupes cependant sont dégénérés et caséeux.

Les tubercules gris que contenait le deuxième métacarpien sont formés essentiellement par une forte agglomération de granulations contenues dans une moelle embryonnaire.

Des groupes de granulations existent encore vers les couches périphériques de l'os où le tissu fibreux est plus abondant et dans le périoste, mais ils sont beaucoup plus rares et les granulations semblent être envahies de la périphérie au centre par du tissu conjonctif.

Les vaisseaux, en général, sont atteints de périartérite, mais il y en a un grand nombre qui sont bouchés complètement ou en partie, par une endartérite oblitérante.

Les lamelles osseuses, notamment celles de la périphérie des os indiqués sont fortement érodées, et présentent des fossettes, les plus petites remplies de cellules, et les plus grandes, de tissu conjonctif de nouvelle formation. Les corpuscules osseux sont agrandis.

Les capsules des cartilages articulaires sont allongées, agrandies, remplies de nombreuses cellules et beaucoup d'entre elles se sont vidées à la surface du cartilage par des trajets parfois assez longs.

Çà et là, la moelle de l'os présente des bourgeons charnus ou des fongosités en voie d'organisation qui traversent et détruisent le cartilage et font saillie sur la surface articulaire, en entraînant des morceaux de cartilage non encore détruits. Sur les surfaces ulcérées voisines on voit également le cartilage remplacé par du tissu conjonctif qui concourt à l'agrandissement des fongosités.

Première Génération.

Des fragments broyés de l'extrémité postérieure du troisième métacarpien de la pièce ci-dessus décrite nous ont servi à faire des inoculations dans le péritoine de deux cobayes.

Le premier, A, meurt seize jours après l'inoculation.

A l'autopsie, nous ne constatons pas de nodule abdominal; mais la paroi abdominale, le mésentère et l'épiploon renferment de nombreuses granulations. Les ganglions mésentériques ne semblent pas malades, pas plus que les ganglions des autres régions.

Le foie et la rate, tuméfiés, présentent de nombreuses granulations grises isolées.

Le poumon a son lobe inférieur légèrement congestionné; il présente à sa surface de petites taches d'un violet foncé, mais pas de granulations grises.

Examiné au microscope, le mésentère est chargé de nombreuses granulations, généralement petites, du type lymphoïde et non dégénérées. Elles sont plus nombreuses loin des vaisseaux que près d'eux.

Souvent un groupe de trois à quatre granulations forme de petites taches laiteuses.

Les poumons présentent des noyaux de pneumonie assez volumineux entourant une petite granulation lymphoïde centrale placée au voisinage d'une petite bronche. Il n'est cependant pas rare de voir des granulations un peu plus grosses que les autres et sans zone inflammatoire. Les vaisseaux, fortement congestionnés, sont, comme d'ordinaire, entourés d'une zone embryonnaire; il en est de même des petites bronches en dehors des noyaux pneumoniques. La rate contient de rares granulations tuberculeuses. Le foie est congestionné; on aperçoit dans les espaces interlobulaires une ou deux granulations jeunes en voie de développement. Vers sa périphérie, les cellules lymphoïdes se mêlent aux cellules hépatiques qui sont granuleuses et moins volumineuses qu'à l'ordinaire. La lésion principale est la congestion qui est plus intense vers la périphérie et on peut prédire l'endroit où les granulations vont prendre naissance par l'agglomération de cellules embryonnaires qui remplacent alors les cellules hépatiques. Sur les coupes on voit la congestion simple aboutissant à la formation de la granulation.

Les ganglions lymphatiques ont leur capsule normale. Leur parenchyme par contre est envahi par de très nombreuses granulations lymphoïdes éparses en son sein; celles qui siègent à la place des follicules, présentent un foyer de dégénérescence caséeuse au début.

Nous avons trouvé des bacilles en assez grand nombre dans tous ces tubercules.

Le second cobaye B est tué dix jours après l'inoculation.

A l'autopsie nous constatons une large tache rouge dans un coin du mésentère. Au point d'inoculation nous voyons un trajet enflammé ne présentant pas de traces de suppuration ni de caséification.

Au microscope, les poumons ne montrent rien d'anormal.

Deuxième Génération.

Des morceaux de foie et de rate du premier cobaye de la première génération nous servent à inoculer deux nouveaux animaux.

Le premier, meurt treize jours après l'inoculation.

A l'autopsie nous constatons, à droite, un petit nodule dans la paroi abdominale. Le mésentère, le mésocarde et l'épiploon sont couverts de nombreuses granulations. La rate, légèrement hypertrophiée, contient quelques granulations.

Les ganglions, en général, ne sont pas malades ; cependant les thoraciques sont tuméfiés et rouges et les thoraciques inférieurs ont des points caséeux.

Les poumons, très congestionnés, contiennent des granulations opalines qu'on ne distingue qu'à la loupe.

Au microscope, le mésentère et l'épiploon présentent quelques granulations qui sont la plupart alignées le long des vaisseaux.

Les poumons sont atteints de pneumonie généralisée et, au milieu de cette pneumonie, on voit çà et là de petites granulations, soit tout à fait isolées, soit groupées autour d'un alvéole, d'une petite bronche ou d'un vaisseau très congestionné. Autour des petits vaisseaux des grosses bronches, siègent des amas de cellules, et il n'est pas rare de voir des granulations lymphoïdes beaucoup plus grosses entourant des petites bronches bouchées par leur endothélium proliféré.

Le foie contient, comme A, de petites granulations siégeant dans les espaces intra-lobulaires.

Les granulations à type épithélioïde de la rate sont peu nombreuses et siègent soit dans les corpuscules de Malpighi, soit dans la pulpe splénique.

Quelques ganglions, dont la capsule est normale, sont envahis par de nombreuses granulations siégeant de préférence au niveau des follicules; quelques-unes présentent un foyer de caséification non ramolli. Les vaisseaux sont fortement congestionnés.

Le deuxième cobaye meurt vingt-neuf jours après l'inoculation. Son épiploon montre de nombreuses granulations grises et des nodosités caséeuses. Elles sont moins nombreuses, mais plus volumineuses dans le mésentère et le mésocôlon.

Les ganglions mésentériques très tuméfiés, caséeux, ne sont pas ramollis. Les autres ganglions sont engorgés, et en partie caséeux.

Le foie, très tuméfié, est rempli de granulations et couvert d'un pointillé abondant et de petites taches qui semblent formées par l'agglomération des granulations.

Examiné au microscope, l'épiploon contient de nombreuses granulations lymphoïdes groupées autour des vaisseaux et d'autres loin d'eux plus petites. Il en est de même du mésentère.

Les ganglions lymphatiques abdominaux ont leur capsule normale; quelques-uns sont presque complètement envahis par des granulations du type épithélioïde, contenant parfois des cellules géantes au niveau de leur centre, et présentant quelquefois des points caséeux non ramollis à différentes périodes. Dans les parties non encore atteintes par les granulations conglomérées, on en voit quelques-unes isolées. Les tissus de ces ganglions sont remplis de cellules épithélioïdes.

Ceux des ganglions qui sont le moins malades présentent çà et là des granulations qui occupent de préférence les follicules. Toujours les sinus sont remplis de cellules épithélioïdes et un grand nombre des cordons folliculaires encore distincts sont envahis presque en totalité par ces mêmes cellules épithélioïdes.

Dans les tubercules des organes de ces deux cobayes, nous avons trouvé une assez grande quantité de bacilles.

Pour instituer la série des expériences précédentes, nous avons employé les lésions tuberculeuses assez avancées de la main d'un malade atteint en même temps de tuberculose pulmonaire. Nous avons pu voir que l'abcès de la face dorsale de la main ne communiquait pas avec les articulations et il est bon de faire observer que les points osseux qui ont servi à nos inoculations, n'étaient nullement en rapport avec cette collection purulente. L'examen microscopique des lésions révéla la présence d'un grand nombre de granulations, mais fut impuissant à démontrer l'existence de bacilles ou d'autres micro-organismes, de sorte que les données fournies par la clinique sur la nature de cette affection manquaient d'une sanction absolue.

Nous avons donc inoculé à deux cobayes des fragments du troisième métatarsien, et si le second de ces animaux tué au bout de dix jours ne nous donna que des signes incertains de tuberculose, le premier animal, mort seize jours après l'inoculation présenta à l'autopsie une tuberculose caractéristique des organes abdominaux avec un commencement de tuberculisation des poumons; cet examen fut corroboré par la découverte d'un bon nombre de bacilles dans les ganglions abdominaux de ces deux animaux. Avec des matériaux provenant du dernier de ces cobayes, nous avons inoculé deux autres cobayes qui, morts, l'un au dixième jour l'autre au vingt-neuvième jour, accusèrent également à l'autopsie une tuberculose généralisée caractérisée par la présence de nombreux bacilles. Ainsi donc les examens macroscopique et histologique, ainsi que les inoculations en série nous démontrent manifestement la nature tuberculeuse des lésions de notre malade.

CONCLUSIONS.

Après avoir étudié ces cinq cas d'ostéite, une coxalgie, une scapulalgie, une ostéite du premier métatarsien, un mal de Pott, une ostéite de la main, nous arrivons à cette conclusion que ces cinq cas constituent véritablement des lésions d'origine tuberculeuse.

Déjà au simple examen microscopique, nous avons pu reconnaître dans toutes les pièces malades les granulations caractéristiques de la tuberculose ; si nous devons en excepter la scapulalgie, où nous n'avons pas trouvé trace de granulations, c'est que nous estimons, avec Nélaton, Kiener et Poulet, qu'elles ont existé à un moment donné, et qu'en s'étendant elles se sont confondues et ont finalement subi la dégénérescence graisseuse. La recherche des bacilles dans ces pièces ne nous a pas toujours donné des résultats positifs ; en effet nous ne les avons trouvés que deux fois et en très petit nombre, dans des vertèbres atteintes d'infiltration tuberculeuse. Nous n'avons pas non plus en examinant ces organes rencontré d'autres micro-organismes.

La présence des bacilles dans les deux maux de Pott nous autorise à porter un diagnostic sûr ; mais les autres affections dans lesquelles les bacilles n'avaient pas été reconnus auraient pu être discutées. Nous avons alors inoculé des matériaux provenant de ces affections à des cobayes et ils sont devenus manifestement tuberculeux. Ces animaux nous ont servi à en tuberculiser d'autres.

Nous avons fait aussi des inoculations avec plusieurs autres pièces, mais nous croyons inutile d'en décrire les résultats pour ne point fatiguer le lecteur, les effets produits ont été, du reste, les mêmes que ceux que nous avons décrits plus haut. En dehors du mal de Pott dont nous avons parlé, nous avons inoculé une tumeur blanche du doigt annulaire gauche, due à l'obligeance de M. Pousson, interne des hôpitaux, et des fragments de deux ostéites du premier métatarsien. Avec chacune de ces pièces nous avons fait des séries à trois générations, et tous les animaux sont morts de tuberculose généralisée; leurs organes renfermaient de nombreux bacilles.

Ainsi donc, si nos investigations quant à la recherche des micro-organismes dans les pièces humaines n'ont pas toujours donné des résultats positifs, nous avons pleinement réussi à démontrer au moyen d'inoculations en série que les lésions qui nous occupent et qui sont énumérées plus haut sont réellement de nature tuberculeuse.

CHAPITRE III.

ABCÈS OSSIFLUENTS.

Après les ostéites nous étudierons les abcès ossifluents que nous diviserons en deux séries : cette division nous semble nécessaire, car les animaux de la première série ont été mis tous ensemble dans une cage avec trois témoins qui, au moment où on les a tués, ne présentaient aucune trace de tuberculose. La seconde série comprend deux abcès ; mais nous avons pris la précaution de mettre les animaux de chaque division de cette série dans une cage à part.

SÉRIE I.

OBSERVATION I. — **Abcès ossifluent de la main** (opéré dans le service de M. Lannelongue).

Le 28 février on amène à l'hôpital Trousseau un garçon de dix ans, qui, jusqu'à cette époque, a joui d'une excellente santé, et dont les parents ont toujours été bien portants.

Il présente à la face dorsale de la main gauche, vers la partie interne un abcès froid de la grosseur d'un petit œuf de poule, apparu il y a trois mois; ce garçon n'avait jamais eu aucune lésion de ce genre.

On fait l'ouverture de l'abcès le même jour, et on pratique le grattage de la poche. Lavage, drainage et pansement de Lister.

L'enfant est reconduit chez ses parents après l'opération. Nous avons pu le voir toutefois quelques jours après, et nous avons constaté que la plaie était en voie de guérison.

La membrane (1) enlevée par le grattage est épaisse de 2 à 5 millimètres.

Au microscope, elle paraît être presque complètement en dégénérescence, ainsi que le prouvent les petites cavernes dont elle est creusée. Les coupes sont parcourues en tous sens par des faisceaux de tissu conjonctif; en certains endroits, ces faisceaux, qui ont perdu leur fibrillation et leurs cellules plates, sont pâles, chargés de graisse. Aux points où la dégénérescence est moins accentuée, les vaisseaux ont des parois très épaisses et la cavité de certains d'entre eux est oblitérée par des débris de cellules chargées de gouttelettes graisseuses.

Un coin de préparation non encore envahi par la caséification nous permet d'étudier ce qu'était la membrane avant la dégénérescence dont elle a été frappée. On la voit formée d'un tissu conjonctif adulte infiltré de cellules lymphoïdes, épithélioïdes et de rares cellules géantes. Les quelques tubercules qu'on y remarque appartiennent au type épithélioïde et sont entourés d'une zone de petites cellules rondes. La lumière des vaisseaux, atteints de périartérite, est rétrécie; un grand nombre d'entre eux sont bouchés par des cellules endothéliales proliférées.

Le bord des coupes qui correspond au bord interne de la membrane est représenté par une forte couche de cellules dégénérées; des lambeaux s'en sont détachés laissant des dépressions à bords très irréguliers. Le bord externe de la membrane est plus régulier, les éléments sont moins dégénérés, les vaisseaux intacts.

Nous n'avons trouvé ni bacilles ni micro-organismes dans les coupes des parois de l'abcès, non plus que dans le pus qu'il contenait.

(1) Nous nous servirons de ce mot membrane pour la facilité de l'exposition. Notre membrane n'a bien entendu rien de commun avec la membrane pyogénique des anciens auteurs.

Première Génération.

Nous inoculons à deux cobayes des débris de la membrane de l'abcès, à deux autres du pus du même abcès.

Nous faisons de plus à un cobaye une injection intra-veineuse avec du *pus* de l'abcès. L'animal augmente de poids (de 485 grammes il arrive à 535), puis dépérit et meurt soixante-quatorze jours après l'inoculation.

A l'*autopsie*, nous constatons que ni le mésentère, ni le mésocolon ni l'épiploon ne renferment de granulations. Le *foie* est plus volumineux qu'à l'état normal. Sa surface est mamelonnée, rappelle quelque peu l'aspect d'un foie cirrhotique,et est marquée de larges plaques quelque peu proéminentes et jaunes, qui siègent de préférence au bord tranchant de l'organe ; à la coupe, le tissu qui correspond à ces taches est ferme.

La *rate*, très hypertrophiée, pèse 10 gr. 15, alors qu'à l'état normal elle pèse en moyenne 1 gramme. Sa surface est d'un jaune grisâtre et marbrée de taches ayant la couleur de la rate normale. Les granulations n'y sont pas bien caractérisées ou, du moins, elles ne paraissent pas être bien individualisées.

Les *ganglions thoraciques* sont volumineux, durs ; à la coupe, ils laissent écouler un liquide jaune dans lequel nagent de petits grumeaux; les ganglions bronchiques sont caséeux, mais non ramollis.

A l'*ouverture du thorax* on remarque un léger épanchement dans les plèvres, mais pas de granulations. Par contre, les poumons, congestionnés à la base, sont entièrement couverts de granulations de volume variable. Dans les plus petites, le centre est opaque; il paraît jaune dans les plus grandes. Quelques-unes des grandes granulations sont creusées d'une cavité dont s'écoule du pus lorsqu'on les pique avec la pointe d'un scalpel.

Les *ganglions* prévertébraux supérieurs et inférieurs, ceux de l'aine et de l'aisselle sont gonflés, durs, crient sous le tranchant du scalpel. Leur parenchyme est creusé de cavernules dont s'écoule un pus semblable à celui que nous avons trouvé dans les ganglions thoraciques.

Les cavernes des poumons siègent au centre de gros tubercules; examinées au microscope, elles présentent des bords irréguliers et sont remplies de cellules lymphoïdes dégénérées; parfois une bronche lobulaire dilatée délimite d'un côté une des cavernes, tandis que d'autres cavités ont leurs parois constituées de tissu embryonnaire en dégénérescence caséeuse.

En différents points du poumon, on remarque de petites granulations pour la plupart lymphoïdes, en voie de dégénérescence caséeuse. Les vaisseaux sont entourés d'une zone de cellules lymphoïdes, et quelques-uns sont atteints d'endartérite assez avancée.

Le parenchyme de la rate est atteint en grande partie de dégénérescence caséeuse. Au milieu de cette masse apparaissent encore quelques restes de granulations épithélioïdes. Par places, les vaisseaux encore reconnaissables sont remplis de globules rouges et entourés d'une zone d'éléments embryonnaires qui infiltrent leurs parois ; dans quelques-uns, l'endothélium est en voie de prolifération.

Le foie est atteint de cirrhose hypertrophique assez avancée; ces plaques cirrhotiques sont parcourues par de nombreux vaisseaux biliaires de nouvelle formation. Quelques-uns ont au centre un petit foyer caséeux, reste des anciennes granulations qui sont envahies par le tissu conjonctif. Les lobules voisins sont considérablement déformés et envahis en grande partie par la cirrhose hypertrophique.

La capsule des ganglions est très épaissie, constituée par du tissu conjonctif adulte ; leur couche corticale et leur portion médullaire sont envahies par un tissu conjonctif abondant. A l'intérieur de ce tissu sont creusées de nombreuses cavernules occupant, de préférence, la région des follicules.Les vaisseaux sont frappés de périartérite et d'endartérite. Il y a un très petit nombre de bacilles dans les tubercules de ces organes.

Le second cobaye, qui pesait 307 grammes au moment de l'inoculation, arrive progressivement à 411 et revient sur la fin de ses jours à 325 grammes. Il meurt 70 jours après l'inoculation.

On constate au niveau de la piqûre un nodule caséeux ouvert à l'une de ses extrémités, il est entouré de trois autres nodules également ramollis ; d'ailleurs toute la paroi abdominale en est tapissée.

Le mésentère est exempt de granulations, l'épiploon par contre, outre qu'il contient des nodules volumineux est parsemé de petites granulations. Le foie comme nous pouvions nous y attendre est volumineux (il pèse 21 gr. 50), décoloré, grisâtre marqué de nombreuses petites taches jaunâtres et farci de nombreuses granulations grises qui lui donnent un aspect chagriné.

La rate est grise, couleur due aux granulations grises très nombreuses qu'elle renferme.

Les poumons sont congestionnés, remplis de granulations groupées en nombre variable ; qui présentent plusieurs points de caséification.

Les ganglions du cou et des bronches, tuméfiés, présentent des points caséeux non ramollis. Ceux de l'aine, de l'aisselle, les ganglions thoraciques supérieurs et inférieurs sont en grande partie ramollis.

De nombreuses granulations sont logées dans la moelle des fémurs, des tibias, du sternum.

Examinés au microscope le poumon, le foie, la rate et les ganglions lymphatiques offrent des lésions de même nature que celles que nous avons trouvées dans le cobaye précédent, elles sont seulement moins avancées.

Nous ne trouvons que peu de bacilles dans les poumons et les ganglions.

Nous avons inoculé à deux autres cobayes des fragments de la membrane écrasée de l'abcès. Les animaux après avoir augmenté de poids d'une façon considérable, maigrissent et meurent, le premier, quatre-vingt-neuf jours, le second, soixante-cinq jours après l'inoculation.

L'autopsie montre que chez aucun des deux animaux l'épiploon et le mésentère ne sont malades. Le foie, par contre, a chez tous deux augmenté de volume ; il est plein de granulations grises beaucoup plus nombreuses chez le premier que chez le second. La rate est hypertrophiée et bosselée à sa surface ; elle contient un grand nombre de granulations grises. Les poumons du premier comme ceux du second renferment des granulations, mais elles sont quelque peu différentes chez les deux ; alors que le poumon du premier ne renferme que de petites granulations crues, celui du second offre de nombreuses granulations confluentes dans le centre desquelles on trouve des cavernules remplies de pus.

Tous les ganglions lymphatiques du corps sont caséeux et beaucoup d'entre eux sont tout-à-fait ramollis. Les os du second cobaye présentent un grand nombre de tubercules confluents autour des vaisseaux. Ces tubercules sont particulièrement nombreux dans le fémur droit.

Au microscope les lésions du poumon sont analogues à celles de B (de la première génération) et celles de D plus avancées sont analogues à celles de A.

Les ganglions contiennent de petites cavernules comme chez les autres animaux ; la rate et le foie présentent les mêmes lésions quoique un peu moins avancées.

C et D renferment un petit nombre de bacilles qui se trouvent dans le pus, les ganglions, les poumons. Il n'y en avait qu'un seul dans plusieurs préparations de la moelle d'un fémur.

Deuxième Génération.

Avec les organes du cobaye B nous inoculons une deuxième génération. Le premier des deux animaux mis en expérience, après avoir comme d'ordinaire augmenté de poids au début, dépérit ensuite et meurt soixante-dix-sept jours après l'inoculation.

A l'autopsie nous constatons une tuberculose des plus caractérisées.

Le second animal fut tué cent trente-huit jours après l'inoculation.

La *paroi abdominable* portait au niveau de la piqûre un nodule fistuleux entouré de petits nodules jaunâtres ramollis ; au-dessous se trouve un abcès sous-cutané gros comme une noisette, sans communication avec la fistule et rempli de matière caséeuse ressemblant à de la purée. Le péritoine pariétal était couvert de nombreux tubercules crus isolés et d'autres conglomérés et caséeux au centre. Le *foie* était fort volumineux (33 grammes); de petites granulations donnaient à sa surface un aspect chagriné, et son lobe droit, dur à la coupe, est blanc à son intérieur : la *rate*, très hypertrophiée est parsemée de nombreuses granulations grises, isolées ou groupées. Le mésentère et l'épiploon étaient couverts d'un grand nombre de gros tubercules isolés ou confluents, caséeux mais non ramollis. Tous les *ganglions* étaient très volumineux, jaunâtres et complètement ramollis à l'exception des ganglions thoraciques supérieurs et bronchiques qui présentaient des foyers caséeux sans ramollissement. La moelle des fémurs était remplie de granulations, notamment dans le fémur gauche; elles étaient moins nombreuses dans la moelle des tibias, humérus, sternum, vertèbres.

Les *poumons* examinés au microscope sont chargés de nombreux tubercules mesurant 0,001 millimètre de diamètre, placés de préférence au voisinage des bronches à cartilage. Ces tubercules sont formés de cellules épithélioïdes mêlées à de nombreuses cellules géantes et à des cellules lymphoïdes en voie de dégénérescence caséeuse.

De rares tubercules présentaient des points caséeux et encore ces points n'étaient pas comme d'ordinaire situés au centre du tubercule mais plutôt près de sa phériphérie aux points où apparaissaient les cellules lymphoïdes. Les plus petits tubercules siègaient généralement autour des vaisseaux ou autour des petites bronches.

Dans le foie le lobe gauche ne présentait pas de granulations tuberculeuses, les vaisseaux étaient fortement congestionnés et par place les capillaires dilatés comprimaient les trabécules hépatiques. Le lobe droit était atteint d'une cirrhose hypertrophique plus avancée que celles que nous avons observées dans les foies des autres cobayes. La partie sclérosée contenait beaucoup de canalicules biliaires de second ordre.

Les ganglions présentaient les mêmes lésions, que ceux de A, avec cette différence que le tissu conjonctif y était en général plus ancien, excepté dans les ganglions thoraciques.

Dans les granulations tuberculeuses de ce cobaye, je n'ai rencontré qu'un petit nombre de bacilles.

Troisième Génération.

Le 25 octobre nous faisons des inoculations sous-cutanées à deux nouveaux cobayes avec du foie, du poumon, de la rate et des ganglions de l'aine du cobaye précédent.

Le premier meurt vingt-huit jours et le second vingt jours après l'inoculation. L'autopsie, nous montre au niveau de la piqûre un petit abcès communiquant avec l'extérieur par une petite ouverture. Le mésentère, l'épiploon et les ganglions mésentériques de même que les vertébraux supérieurs et inférieurs sont d'apparence normale. Le foie est comme toujours augmenté de volume ; mais bien qu'il soit congestionné on n'y aperçoit pas de granulations tuberculeuses. La rate est légèrement hypertrophiée mais libre de granulations.

Les poumons congestionnés à la base sont pointillés de rouge au niveau de leur lobe supérieur; partout on voit de petites granulations disséminées et rares.

Les ganglions de l'aine et de l'aisselle sont tout à fait caséeux et renferment des points de ramollissement; les ganglions thoraciques supérieurs et bronchiques présentent de petites taches grisâtres sans ramollissement. Les autres organes ne semblent pas malades.

Au microscope, on trouve dans les poumons fortement congestionnés, de petites granulations jeunes nombreuses à la périphérie de l'organe, ainsi qu'autour des vaisseaux. Ces dernières granulasont entourées d'une zone de pneumonie.

La rate et le foie ne semblent pas malades.

Dans les ganglions les moins malades surtout, la substance folliculaire est envahie par de nombreuses granulations conglomérées et jeunes; beaucoup de follicules sont remplacés par un foyer de dégénérescence graisseuse. Dans les ganglions ramollis, les cavernules sont peu nombreuses, mais elles occupent une bonne partie de la coupe.

Le pus des ganglions contenait un assez grand nombre de bacilles, ainsi que les autres organes.

Cet abcès ossifluent de la *face dorsale de la main* qui nous a servi à faire nos inoculations appartenait à un petit garçon qui ne présentait pas de signes de tuberculose pulmonaire; il n'avait pas d'antécédents héréditaires. La membrane d'enveloppe de l'abcès, ainsi que nous l'avions constaté en l'étudiant au microscope, était en complète dégénérescence et nous n'y avons trouvé ni bacilles ni autres micro-organismes. Mais ayant inoculé deux premiers cobayes avec du pus et deux autres avec des fragments de la membrane, ces quatre cobayes sont morts du soixante-dixième au quatre-vingtième jour de tuberculose généralisée; les poumons de l'un d'eux étaient farcis de cavernes. Les organes de ces deux cobayes présentaient des bacilles, mais en petit nombre. La deuxième génération, composée de deux cobayes, nous donne le même résultat; et la troisième génération composée également de deux cobayes est atteinte d'une tuberculose moins accentuée, dans les lésions très avancées des ganglions de l'aine et de l'aisselle de ces deux derniers cobayes, nous avons constaté la présence de bacilles en bon nombre.

Cet abcès ossifluent, dans lequel nous n'avons trouvé ni bacilles, ni autres micro-organismes, et la lésion osseuse qui lui a donné naissance sont tuberculeux puisque nous avons rendu nos cobayes tuberculeux en leur en inoculant.

Observation II. — **Abcès ossifluent du cou-de-pied suivi au bout de trois mois d'un nouvel abcès** (opération faite dans le service de M. Lannelongue; inoculation) (1).

Le 14 mars 1883, entre dans le service de M. Lannelongue, une petite fille de 2 ans, Irène X... Cette enfant, d'une constitution lymphatique, n'a jamais été malade. Ses parents vivent encore, la mère ne présente aucun signe de tuberlose, mais le père, paraît-il, tousse beaucoup et a d'abondantes sueurs nocturnes.

Deux mois avant son entrée à l'hôpital, et sans cause connue, la petite ressent des douleurs aiguës dans le pied gauche; petit à petit il se forma un abcès, au niveau de la malléole interne gauche. A son entrée à l'hôpital, la peau qui recouvre la collection purulente

(1) Voir MM. Malassez et Vignal. Tuberculose zoogléique. *Arch. de physiol.*, 1883, et comptes rendus de l'Académie des sciences, novembre 1883.

est violacée, la fluctuation est superficielle et la chaleur modérée : les mouvements de l'articulation sont conservés mais douloureux. On ne constate de lésion nulle part ailleurs et l'auscultation ne révèle rien de suspect du côté des poumons.

Le pus qui s'écoule à l'ouverture de l'abcès est séreux, jaunâtre, et contient des débris de tissus sphacélés. L'abcès communique avec l'articulation et le tibia est dénudé sur une grande étendue.

Grattage des parties molles, évidement de l'os, lavage à l'eau phéniquée, drainage; pansement de Lister.

Trois mois après, la plaie n'est pas encore cicatrisée et un nouvel abcès se forme au niveau de la malléole externe. A l'ouverture de l'abcès, on reconnaît qu'il communique largement avec l'articulation et que l'astragale est dénudé.

On gratte la paroi et on fait l'évidement de l'os sur une certaine étendue. Lavage, drainage et pansement de Lister.

La guérison se fait lentement et l'articulation reste gonflée.

La membrane du premier abcès enlevée par le grattage est épaisse de 3 à 5 millimètres. En l'examinant au microscope, on voit qu'elle contient de nombreuses cellules épithélioïdes mêlées à des cellules lymphoïdes et à quelques cellules géantes, qui sont plongées dans un stroma de tissu conjonctif embryonnaire.

Les granulations, très nombreuses, qui siègent dans l'épaisseur de cette membrane, peuvent être rapportées à différents types. Les unes présentent à leur centre des cellules lymphoïdes, souvent pâles, à contour net, granuleuses, à noyau peu visible. Lorsque les cellules lymphoïdes sont nombreuses elles sont en voie de dégénérescence; lorsqu'elles sont en plus petit nombre au contraire, elles sont bien colorées, leurs noyaux sont visibles et ces cellules lymphoïdes sont alors mélangées de cellules épithélioïdes.

D'autres granulations, et ce sont les plus nombreuses, sont formées essentiellement de cellules épithélioïdes non dégénérées. Ces granulations sont généralement petites et bien délimitées.

On trouve enfin quelques granulations présentant à leur centre une à deux cellules géantes entourées de cellules épithélioïdes et parfois placées entre ces dernières; quelques cellules possèdent de 3 à 5 noyaux.

A côté de ces granulations intactes, on en remarque d'autres qui sont en voie de dégénérescence à leur partie centrale et présentent une petite cavité due probablement à la formation de petits abcès intra-pariétaux. Parmi ces granulations on en voit qui se sont réunies deux à deux par leur circonférence, et qui ont leurs deux centres en dégénérescence caséeuse; ces granulations se trouvent aussi reliées par une bande de cellules dégénérées. Il arrive aussi que plusieurs de ces granulations se sont fusionnnées par leur périphérie.

Dans ce cas, les granulations devenues confluentes dessinent une espèce de boyau sinueux, très irrégulier, bosselé, dont les parties renflées correspondent aux granulations, tandis que les parties rétrécies représentent les bandes dégénérées. Cette espèce de boyau part des parties centrales pour venir s'aboucher avec une de ces grandes dépressions ou fentes que nous allons décrire bientôt.

Le bord interne des coupes de la membrane qui correspond à la surface interne de la poche de l'abcès, est limité par une zone mince d'éléments dégénérés, séparés par des dépressions ou fentes de profondeur diverse. Le fond de quelques-unes de ces fentes contient des débris] cellulaires et des cellules pâles, se colorant mal, à noyau peu visible mais cependant reconnaissables; ces cellules sont séparécs du reste de la membrane par une couche de cellules embryonnaires, fort bien colorées par le carmin. Ce sont là évidemment des tubercules dégénérés qui se vident directement dans la cavité de l'abcès. Plus loin, on constate des dépressions plus profondes, si justement comparées à des glandes en tube, par M. Vignal dans le travail de M. Lannelongue. Ces fentes se bifurquent de manière à former deux canaux au fond desquels s'ouvrent un ou deux tubercules en train de subir une fonte caséeuse. La paroi de ces canaux est formée de deux couches, l'une interne composée d'éléments dégénérés en partie détruits, l'autre externe, constituée d'éléments embryonnaires richement colorés comme ceux que l'on trouve dans les petites dépressions. Dans quelques coupes les dépressions arrivent jusqu'au voisinage du bord externe de la membrane. Elles sont apparemment formées de boyaux qui ont vidé leur contenu dégénéré.

A la périphérie des coupes, on constate de forts épanchements sanguins qui ont même rempli quelques dépressions, épanchements qui se sont faits probablement au moment de l'opération.

Le bord externe de la membrane est lisse, formé de cellules embyonnaires non dégénérées.

A diverses reprises nous nous sommes mis à rechercher des bacilles dans ces tissus ainsi altérés ; il nous a été impossible d'en découvrir. Il serait peut-être osé d'affirmer la présence de zooglées dans cet abcès. Cependant dans certaines préparations traitées au picrocarmin, nous avons vu entre les cellules de petites masses à granulations fines et uniformes colorées en jaune clair qui ressemblaient à des fragments de masse de zooglées. De plus les préparations traitées par la méthode de MM. Malassez et Vignal nous ont montré de petits micrococcus qui ressemblaient aux deux premières formes de micrococcus décrites récemment par ces auteurs.

Première Génération

La membrane de l'abcès nous a servi à faire une inoculation dans la cavité péritonéale d'un cobaye. L'animal mourut 6 jours après. A l'autopsie, la cavité péritonéale contenait une petite quantité de liquide d'un aspect louche. Les parois abdominales enflammées présentaient de petits points blancs ressemblant à des granulations tuberculeuses. A gauche, sur le tissu que le trocart avait traversé, on apercevait un petit nodule jaunâtre. Des plaques de pus crémeux couvraient les parties déclives. Le *mésentère* était d'un blanc laiteux, et présentait de petits points blanchâtres. Le *foie*, qui adhérait à la paroi abdominale en plusieurs points, offrait, en certains points de sa surface une petite couche purulente sous laquelle on constatait de petites granulations blanchâtres. La *rate* était farcie des mêmes granulations. L'*utérus* était rouge et présentait deux taches purulentes de 1 cent. 1/2 de diamètre. A l'ouverture du thorax, on remarquait, dans les plèvres, un épanchement de liquide opalin. Les poumons étaient criblés de points blanchâtres disséminés à leur surface. Rien au cerveau et aux reins.

Examiné sur des préparations colorées au picro-carminate, le *nodule abdominal*, signalé ci-dessus, paraissait formé en dessous du péritoine par une forte couche de tissu embryonnaire. Les zooglées formaient une couche épaisse sous l'endothélium ; elles étaient très nombreuses, mais petites, granuleuses, colorées en jaune; parfois elles étaient sphériques ou ovales, ou bosselées à leur surface, quelquefois aplaties. Tantôt leurs bords étaient nets et festonnés, tantôt ils paraissaient diffus. Elles étaient formées de fines granulations, uniformes, colorées en jaune par le picro-carminate. Dans la région profonde, elles revêtaient l'aspect de bandes continues, représentant chacune plusieurs rangées de zooglées superposées. Du côté de la peau, par contre, elles étaient réunies par petits groupes.

Dans le tissu embryonnaire formé au point où a passé la canule, des zooglées, en grand nombre, dessinaient une traînée partant de la peau et tendant à gagner les parties profondes.

Çà et là, dans les couches musculaires de la paroi du nodule, on voyait de petits groupes de zooglées en nombre variable et les faisceaux musculaires qui les entouraient immédiatement étaient atteints de dégénérescence vitreuse.

Sur des coupes colorées par le procédé de MM. Malassez et Vignal, les masses zoogléiques plus petites étaient colorés en beau bleu intense, tandis que les plus grosses étaient incolores au centre et finement granuleuses, celles qui forment le centre de groupes d'une certaine grandeur présentaient le même aspect. (Fig. 1, *a*, *b*, *c*.)

En écrasant légèrement la préparation, et en la regardant avec un objectif de Zeiss, 1/12 ou 1/18, les parties colorées en bleu uniforme se décomposaient en un grand nombre de chapelets, très faciles à étudier quand ils étaient sortis des masses zoogléiques écrasées (1) ; dans la partie centrale composée de fines granulations, on apercevait des grains ou chaînettes très bien colorées, éparses au milieu d'autres incolores. (Fig. 2). A côté de ces masses faciles à observer à un faible grossissement, il en existe d'autres, beaucoup plus petites, visibles à un fort grossissement, formées uniquement de quelques chapelets et très bien colorées. Entre les masses et en dehors d'elles on observait en grand nombre toutes les formes qui ont été décrites par ces derniers auteurs, depuis le simple microcococcus jusqu'à des chapelets de 3, 4 et même 5 grains. (Fig. 3 et 4).

Dans les *poumons*, les zooglées étaient très abondantes, réunies en nombre variable par groupes et entourées d'une zone de cellules embryonnaires. D'autres groupes siègeaient à la périphérie de l'or-

(1) Pour des détails, lire la dernière communication de MM. Malassez et Vignal à la Société de biologie, Compte rendu de la séance du 30 mai 1884, p. 345.

gane au voisinage des vaisseaux et des bronches. A côté de grosses zooglées, on en voyait de très petites. Leur structure était la même que celle des zooglées du nodule, à cela près, qu'on trouvait ici des granulations fort apparentes, et des zooglées très volumineuses, ayant un centre plus clair que celui des petites.

Dans le foie, les granulations contenaient un nombre de zooglées inférieur à celui du poumon; en général, elles y étaient plus petites que dans ce dernier organe, et entourées d'une zone de cellules embryonnaires. Les zooglées siègeaient dans les espaces interlobulaires, dans le lobule et elles pénétraient même dans la paroi des veines centrales. Celles des espaces interlobulaires siègeaient au voisinage des vaisseaux portes ou des canaux biliaires. Dans un vaisseau coupé parallèlement à son axe, nous avons eu la chance de pouvoir examiner les rapports des zooglées avec les vaisseaux. Nous pouvons observer plusieurs groupes de zooglées, nées tout à fait en dehors du vaisseau, en des points où le tissu embryonnaire avait atteint la paroi vasculaire sans la modifier; plus loin les zooglées venant au contact des parois du vaisseau, le tissu embryonnaire faisait légèrement saillie dans la lumière vasculaire; plus loin on voyait encore la lumière du vaisseau oblitéré sur un tiers de son diamètre.

Un à deux canaux biliaires occupaient le centre de la granulation. Les granulations qui, développées dans le lobule lui-même, étaient petites, présentaient des masses zoogléiques au niveau de leur centre, et étaient entourées de cellules hépatiques plus ou moins déformées ; de celles qui atteignaient la veine centrale, formées d'un nombre restreint de cellules lymphoïdes, les unes avaient pris naissance en dehors de la paroi vasculaire, l'atteignant sans l'altérer; les autres, nées dans la paroi même, faisaient légèrement saillie dans la lumière du vaisseau.

Dans la *rate* comme dans le foie, les zooglées étaient excessivement nombreuses, agglomérées ou isolées, et dans ce cas toujours plus petites.

Le mésentère paraissait dépourvu de son endothélium, ses mailles de tissu conjonctif étaient infiltrées de cellules. Il présentait un grand nombre de petites granulations constituées uniquement de cellules lymphoïdes siégeant ordinairement entre les vaisseaux. Dans les plus petites granulations formées de quelques cellules seulement, on voyait le centre occupé par une et même deux ou trois zooglées.

Les masses zoogléiques sont petites, et comme d'ordinaire finement granuleuses, à grains uniformes et colorés en jaune par le picro-carminate.

Nulle part nous n'avons pu découvrir de bacilles de Koch.

Deuxième Génération.

Nous inoculons à deux cobayes des matériaux provenant du premier.

Nous injectons au premier par AA', de la pulpe de la rate écrasée. L'animal meurt 7 jours après l'inoculation.

A l'autopsie, le mésentère et l'épiploon sont sains, ainsi que le péritoine. Le foie est farci de petites granulations blanchâtres de grosseur différente, depuis celles qui sont à peine visibles à la loupe, jusqu'à d'autres de la grosseur d'une tête d'épingle. La rate est volumineuse, couverte des mêmes granulations à son extrémité supérieure; le péritoine qui la tapisse est blanc, épaissi, et le parenchyme de l'organe est décoloré en ce point.

Nous ne constatons aucune lésion au cerveau, aux reins et aux poumons.

Le fémur droit, le tibia et l'humérus gauche présentent des points légèrement opalins.

A l'examen microscopique, on reconnaît dans le mésentère et l'épiploon de petites granulations rares et on ne peut affirmer qu'elles contiennent des zooglées.

Le foie est rempli de granulations formées de cellules lymphoïdes et ces granulations siègent, soit à la périphérie des lobules, soit dans le lobule, soit aux environs de la veine centrale. Celles qui siègent entre les lobules occupent le voisinage des vaisseaux, artères, veines, canaux biliaires et vaisseaux portes.

Dans des granulations volumineuses et rares qui englobent tous es vaisseaux interlobulaires, nous constatons l'existence de quelques canaux biliaires de nouvelle formation.

Nous avons recherché dans ces tissus des zooglées et des bacilles, sans en rencontrer un seul, bien que nous ayons eu recours à plusieurs méthodes.

Nous injectons au deuxième cobaye AB de la moëlle des os du cobaye de la première génération.

L'animal se porte bien pendant quelque temps, augmente de poids et finit par maigrir dans les derniers temps. Nous le tuons 77 jours après l'inoculation.

A l'autopsie, la paroi abdominale ne présente pas de nodule ; la cavité abdominale renferme environ 10 gr. de liquide ; le mésentère et l'épiploon sont normaux, les ganglions mésentériques sont tuméfiés mais non caséeux. Le foie est pâle, adhère légèrement au diaphragme vers la droite. Il pèse 38 gr. 50, c'est-à-dire plus qu'un foie normal de cobaye. Sa surface est rugueuse, parcourue de sillons peu profonds, tapissée de nombreuses taches jaunâtres, de petites granulations grises disséminées et d'un pointillé jaunâtre. Les taches jaunâtres ont de $0^m,001$ à $0^m,01$, sont légèrement saillantes, finement mamelonnées ; quelques-unes sont entourées d'une zone inflammatoire assez étendue. A la coupe, ces taches offrent une certaine épaisseur ; le tissu qui les constitue est ferme et au grattage on en enlève une matière jaune clair, granuleuse.

La rate est hypertrophiée, pèse 5 gr. 75 au lieu de 1 gramme, poids de la rate normale du cobaye ; elle est d'une couleur gris jaunâtre, marbrée d'îlots d'un rouge clair et parsemée de petites granulations grises. A la coupe, elle est ferme ; la surface de section est jaunâtre avec îlots de tissu normal hypertrophié.

Les ganglions bronchiques et thoraciques supérieurs sont tuméfiés et présentent des points de caséification non ramollis.

Les poumons sont remplis de tubercules de 1 à 3 millimètres de diamètre, gris à la périphérie, opaques à leur centre ; ces tubercules sont isolés ou agglomérés. Quand on les sectionne, on aperçoit au centre des plus gros une petite caverne remplie de pus, le tissu du tubercule formant alors les parois grisâtres de la caverne. D'autres tubercules sont durs, opaques au centre, caséifiés, mais non ramollis.

Les ganglions vertébraux inférieurs et supérieurs très engorgés, durs ou caséeux et ramollis, sont creusés de cavernules. Les inguinaux sont plus ou moins atteints ; deux ganglions à droite et quatre à gauche sont tuméfiés, jaunâtres, complètement ramollis

Les ganglions de l'aisselle sont complètement gris et ramollis, ceux du cou ne présentent que quelques points de caséification.

Le fémur droit offre de nombreuses petites granulations qui siègent dans la moelle. Les tibias contiennent des granulations; elles sont, comme dans le fémur, plus nombreuses et plus petites dans celui de droite; dans le tibia gauche, on trouve des granulations jaunâtres très nettes occupant les vaisseaux de la moëlle. Les humérus, cubitus, radius présentent des granulations analogues.

Examiné au microscope, le parenchyme pulmonaire est occupé en grande partie par de gros tubercules ayant au centre une petite cavernule remplie de globules de pus, de détritus et de lambeaux de tissu embryonnaire. Le reste du tubercule, constituant la paroi de la caverne, est formé de cellules épithélioïdes et lymphoïdes, et de cellules géantes disséminées au milieu d'elles.

Les plus petites granulations entourent des vaisseaux ou des bronchioles déjà déformés, ou la paroi des bronches pourvues de cartilage. Leur composition est à peu près la même que celle des autres, si ce n'est que les cellules lymphoïdes sont plus nombreuses.

Si une grande partie de ces petites granulations est encore intacte, il y en a beaucoup dont le centre est caséifié, notamment celles qui siègent dans la paroi des moyennes bronches, et qui se vident alors à l'intérieur de ces canaux.

Le foie est envahi par de la cirrhose hypertrophique et dans cette lésion on ne trouve qu'un petit nombre de canalicules biliaires. Çà et là on voit des foyers caséeux non ramollis envahis par le tissu conjonctif environnant.

L'examen des ganglions nous montre leur capsule épaissie, infiltrée de cellules embryonnaires, criblée de granulations du type lymphoïde, dont quelques-unes présentent un vaisseau à leur centre. Le reste de l'organe est parsemé de nombreuses cavernes; à côté de celles-ci, mais plus rarement, on remarque des masses caséeuses occupant principalement les follicules et dans lesquelles des éléments vivants sont mêlés à des éléments morts.

Les espaces compris entre les cavernes sont occupés par du tissu conjonctif embryonnaire à nombreuses cellules fusiformes, infiltré de cellules lymphoïdes et épithélioïdes.

De nombreuses granulations, principalement du type lymphoïde, occupent ce tissu conjonctif et un grand nombre sont en voie de dégénérescence.

Il est à remarquer que la place de quelques follicules est occupée par du tissu conjonctif adulte disposé en couches concentriques, et présentant à son centre soit une cavernule, soit quelques cellules dégénérées. C'est là évidemment un mode de guérison de cavernes anciennes.

La plus grande partie des vaisseaux est oblitérée par de l'endartérite.

Tous ces organes contenaient des bacilles en grand nombre et pas une seule masse zoogléique.

Troisième Génération.

Nous inoculons à un nouveau cobaye des matériaux pris à l'animal AA et, à deux autres, des matériaux pris à A B.

Nous faisons notre inoculation chez le premier animal avec de la rate écrasée de AA. Il meurt six jours après l'inoculation, et, à l'autopsie, nous trouvons les mêmes lésions que chez AA (de la seconde génération), avec cette différence que ses os ne représentent pas les points opalins qui nous ont servi à faire l'inoculation au cobaye AB.

Dans le nodule abdominal, nous constatons un grand nombre de granulations de formes variables, de dimensions très inégales et ressemblant à celles que nous avons examinées chez le cobaye de la première génération; mais ici les masses zoogléiques ont des bords moins nets, et les petits grains sont comme diffusés entre les cellules lymphoïdes.

L'endothélium péritonéal a proliféré et les cellules sont mélangées de petites masses zoogléiques. Les couches de tissu voisin sont également infiltrées de masses zoogléiques.

Dans les ganglions abdominaux, la capsule est épaisse, embryonnaire, infiltrée de zooglées très nombreuses formant toujours des bandes autour du follicule. Dans la capsule existent des foyers de ramollissement ou petits abcès au nombre de 2 à 4 par ganglion ; ils sont entourés d'une couche épaisse de zooglées et le pus qui remplit la cavité contient de nombreuses zooglées.

De la capsule et de ses abcès partent de traînées de zooglées beaucoup plus jeunes que celles de la périphérie et qui entourent les follicules sans les pénétrer. Cependant quelques follicules ont été envahis à la périphérie du ganglion par de petites masses zoogléiques très jeunes entourées d'une petite auréole de cellules lymphatiques. Il est manifeste que les zooglées ont envahi le ganglion de la surface vers le centre.

Sur des coupes traitées par la méthode de M. Malassez, les zooglées extérieures sont incolores, tandis que des plus jeunes plus profondes sont teintes de bleu.

Des fragments tirés de l'animal AB nous servent à faire une inoculation à deux cobayes que nous dénommerons ABA et ABB.

Le premier ABA, de 625 grammes qu'il pèsait au moment où l'on pratique l'inoculation dans le péritoine, ne pèse plus que 510 grammes, 16 jours après, au moment où on le tue. On constate alors sur la ligne médiane de la paroi abdominale au point où l'inoculation a été faite deux gros nodules caséeux; de nombreux tubercules confluents occupent la face interne des parois abdominales ainsi que le diaphragme. Le mésentère est couvert de nombreuses granulations grises, confluentes et disséminées. L'épiploon offre les mêmes granulations et sa masse lymphoïde est très volumineuse et parsemée de points caséifiés et ramollis.

La rate est hypertrophiée non ramollie, colorée en rouge sombre. Les granulations y sont nombreuses surtout à la surface.

A l'ouverture du thorax nous constatons une pleurésie abondante des deux côtés et à droite nous trouvons un caillot fibrineux. Les poumons congestionnés semblent atteints de broncho-pneumonie. Les ganglions bronchiques et thoraciques inférieurs ne sont pas tuméfiés et ne présentent pas de points caséeux.

Les ganglions prévertébraux supérieurs et inférienrs, ceux du mésentère et de l'aîne sont légèrement tuméfiés et offrent des points de caséification sans ramollissement. Ceux de l'aisselle et du cou sont normaux.

Le cerveau, les os et les reins n'offrent pas trace de granulations.

Les organes examinés au microscope nous présentent des granulations tuberculeuses en voie de développement.

Nous faisons une injection hypodermique à l'autre cobaye ABB.

Au bout de quelque temps il diminue considérablement de poids et meurt quatre-vingt-dix jours après l'inoculation.

La peau au niveau de la piqûre porte une ulcération de la grosseur d'une pièce de un franc.

Le mésentère et le mésocôlon ne présentent pas trace de granulations, mais l'épiploon est rempli de petits nodules jaunâtres crus.

Le foie est volumineux, légèrement décoloré par les nombreuses granulations tuberculeuses dont il est chargé. Ici encore, comme dans l'autre cobaye, la surface de cet organe est marbrée de taches jaunâtres.

La rate est hypertrophiée, rouge; sa surface est comme chagrinée, et couverte de fines bosselures et de granulations.

Les ganglions de l'aine et les prévertébraux inférieurs, ceux de l'aisselle et du cou, sont très caséeux et ramollis, les prévertébraux supérieurs sont caséeux sans ramollissement. A l'ouverture du thorax nous trouvons un léger épanchement pleurétique, et de nombreuses granulations dans les plèvres, en même temps que dans le péricarde. Les ganglions thoraciques supérieurs et inférieurs sont très volumineux, de même que les bronchiques qui renferment de petites cavernes remplies d'un liquide séro-purulent jaunâtre; les poumons très congestionnés sont couverts de nombreux tubercules, tantôt isolés, tantôt réunis, ayant à leur centre une tache jaune de dégénérescence.

La moëlle du fémur est de couleur rouge sombre, parsemée de nombreuses granulations grises ou jaunâtres et nous constatons les mêmes lésions dans le tibia, l'humérus et le sternum.

Au microscope, les lésions des poumons sont les mêmes que celle du cobaye AB (seconde génération), avec cette différence que les granulations sont ici agglomérées et, bien que caséeuses, ne sont point ramollies. Les granulations sont fusionnées entre elles sans signe de démarcation et leur individualité n'est reconnaissable qu'à des points de caséification bien limités, qu'on aperçoit facilement; les autres lésions sont les mêmes que celles de AB.

Dans la rate et le foie nous avons observé de nombreuses granulations dégénérées et non ramollies.

La capsule des ganglions thoraciques est normale; les éléments du parenchyme sont envahis par un tissu conjonctif assez avancé conténant des amas de substance caséeuse et on y constate de plus l'existence de deux ou trois cavernes dues au ramollissement de ces foyers. Nous avons cherché les bacilles dans toutes ces lésions et nous les avons trouvés en petite quantité.

La petite fille dont l'abcès ossifluent a été mis à profit pour nos inoculations était une enfant de constitution lymphatique qui, à défaut d'antécédents personnels, avait cependant des antécédents héréditaires de tuberculose. Nous avons vu aussi que l'affection osseuse qui a abouti à la formation de cet abcès n'etait pas isolée puisque, trois mois après l'opération du premier accident, un autre abcès communiquant largement avec l'articulation, s'était déclaré vers la partie externe du cou-de-pied.

L'examen microscopique de la membrane de l'abcès nous révèle l'existence d'un bon nombre de granulations à différentes périodes de développement ; beaucoup sont, en dégénérescence caséeuse.

Le cobaye, inoculé avec des fragments de la membrane, meurt six jours après l'inoculation, de tuberculose généralisée. Déjà, des préparations colorées par le picro-carminate, nous montrent de nombreuses masses zoogléiques dans le nodule abdominal, les poumons, le foie, la rate et le péritoine. Dans les préparations faites d'après la méthode de MM. Malassez et Vignal, surtout dans celles du poumon, nous voyons de petites zooglées, colorées en un beau bleu ; les plus grosses sont colorées seulement à leur périphérie, leur centre restant décoloré. En écrasant une des masses nous en avons vu sortir des chapelets de microcoques et, autour d'eux, les autres formes de microcoques signalées par MM. Malassez et Vignal. Mais nous n'avons pas trouvé dans cette membrane d'abcès d'autres micro-organismes. (Fig. 1, 2, 3 et 4.)

Ce premier cobaye nous a servi à en inoculer deux autres. Le premier de ceux-ci, auquel nous injectons des fragments de rate meurt sept jours après et accuse une tuberculose sans zooglées ; le second, inoculé avec de la moelle d'un os contenant de petites taches laiteuses, meurt soixante-dix-sept jours après atteint de tuberculose ; l'examen microscopique nous révèle chez lui une quantité très grande de bacilles. Trois autres cobayes, mis en expérience, nous fournissent une troisième génération. Le premier, inoculé avec des matériaux provenant du cobaye mort au septième jour, meurt au bout du même laps de temps, et ses organes tuberculeux renferment des zooglées peut-être un peu plus avancées en développement que celles de la première génération.

Les deux autres cobayes meurent au vingtième et au soixante-dixième jour de tuberculose généralisée avec bacilles. Ainsi donc, cet abcès nous donne des zooglées dans notre première inoculation, des bacilles dans la seconde, des zooglées et des bacilles dans la troisième. Ces faits s'ajoutant aux inoculations sériées et aux caractères microscopiques de la membrane ne nous permettent plus le moindre doute sur le caractère tuberculeux de la lésion.

Observation III. — **Abcès ossifluent** (opéré dans le service de M. Lannelongue, à l'hôpital Trousseau). — Inoculations.

Le 16 mars 1883, on amène, à l'hôpital Trousseau, un garçon de 12 ans, d'une bonne constitution, présentant à la face externe et au tiers moyen de la cuisse gauche un abcès froid de la grosseur d'une noix.

L'enfant n'avait pas eu antérieurement d'affection de ce genre et il n'y avait pas non plus d'antécédents tuberculeux du côté des parents.

A l'ouverture de l'abcès, il s'en écoule un pus jaunâtre, séreux, chargé de grumeaux et le fémur présente un point dénudé que l'on sent facilement au doigt. On fit le grattage de la membrane et l'évidement de l'os. Lavage, drainage, pansement de Lister.

L'enfant est ramené chez ses parents et ne tarde pas à guérir.

Examinée au microscope, la membrane de l'abcès, d'épaisseur négale, est formée de petites cellules rondes entremêlées de nombreuses cellules épithélioïdes comprises dans un tissu conjonctif jeune.

Dans les parties centrales de la membrane siègent de nombreuses granulations entourant les vaisseaux obstrués ; celles dont le siège est indifférent sont petites, composées de cellules épithélioïdes, quelques-unes au début de la dégénérescence caséeuse. Les vaisseaux, très nombreux dans les diverses coupes, sont atteints de périartérite et d'endartérite. La tunique externe paraît indemne dans les vaisseaux les plus volumineux, alors que dans les capillaires la lumière du vaisseau est oblitérée par des cellules fort serrées.

Le bord interne de la membrane, c'est-à-dire celui qui correspond à la surface interne de la poche, est festonné, et les dépressions qui séparent deux de ces festons, fort larges d'ailleurs, contiennent de nombreuses cellules en dégénérescence caséeuse, mais on n'y voit point de tubercule en voie de ramollissement. Les festons sont bordés par une couche assez épaisse de cellules dégénérées, de détritus, de fibrine et de globules rouges qui se sont infiltrés dans le tissu probablement au moment de l'opération.

Si le bord externe de la membrane correspondant à la surface externe de la poche paraît déchiqueté, c'est là un résultat qu'il convient d'attribuer au raclage par lequel elle a été obtenue; d'ailleurs, on voit encore des morceaux de tissu conjonctif adhérant à ce bord. Les granulations, peu nombreuses, qui siègent dans l'épaisseur de cette membrane sont constituées par des cellules lymphoïdes soit seules, soit mêlées à des épithélioïdes. Le pourtour des vaisseaux est leur siège de prédilection.

Nous n'avons rien trouvé dans nos coupes qui ressemblât à des bacilles, ou à d'autres micro-organismes.

Première Génération.

Peu de temps après l'opération nous inoculons des fragments de membrane à deux cobayes dont nous allons exposer l'histoire.

Le premier animal mis en expérience, auquel nous avons fait une inoculation intra-abdominale augmente de 93 grammes en deux mois, puis, diminue de poids (de 180 grammes en quinze jours); il meurt le soixante-quinzième jour après l'inoculation.

A l'*autopsie*, la *paroi abdominale* présente à gauche un groupe de six petites nodosités caséeuses ramollies de la grosseur d'un petit pois. Le mésentère et l'épiploon sont exempts de granulations, ainsi que les ganglions mésentériques et prévertébraux.

Le foie paraît normal. La rate, légèrement hypertrophiée, porte de petites granulations blanchâtres. Les ganglions sont caséeux, et en partie ramollis; un seul des ganglions bronchiques est caséeux, non ramolli.

Les poumons sont absolument farcis de granulations dont la grosseur varie de celle d'une tête d'épingle à celle d'une petite lentille. Elles sont confluentes par places; les moins grosses sont grises et transparentes, les plus volumineuses opaques, caséifiées, mais non ramollies.

Les ganglions de l'aine gauche sont complètement ramollis.

Les os sont exempts de granulations.

Les poumons, ainsi que le foie, la rate, les ganglions lymphatiques examinés au microscope, contiennent de nombreuses granulations, la plupart avec un centre de dégénérescence graisseuse; en outre, on observe dans le poumon et les ganglions de petites cavernes.

Les poumons et surtout les ganglions renfermaient un grand nombre de bacilles de Koch.

Nous faisons au deuxième cobaye une injection intra-veineuse du liquide qui nous a servi à inoculer le premier. L'animal meurt vingt jours après.

A l'autopsie, ni mésentère, ni épiploon, ni ganglions mésentériques, ne présentent de granulations. Les poumons et le foie présentent les mêmes lésions que celles que nous avons vues dans le cobaye précédent. La rate, très hypertrophiée (elle pèse 6 gr. 25), est chargée de nombreuses granulations. Les ganglions thoraciques supérieurs et les bronchiques sont caséeux, non ramollis.

Les ganglions de l'aine et les prévertébraux supérieurs, les prévertébraux inférieurs, ceux de l'aisselle et du cou, non pigmentés, sont durs, engorgés et caséeux.

Les fémurs, le fémur droit surtout, les tibias, les humérus, renferment des granulations grises tout à fait nettes.

Le cerveau et les reins sont exempts de granulations.

L'examen microscopique des poumons, de la rate et des ganglions nous montre les mêmes formes de granulations tuberculeuses, avec la même disposition que chez le premier cobaye.

Le foie est atteint de cirrhose hypertrophique, les canaux biliaires de nouvelle formation sont très nombreux. Comme dans le cobaye A de la première génération de la coxalgie, on voit dans les lobules, que les cellules hépatiques ont disparu par places. Les canalicules biliaires de nouvelle formation s'abouchent à des trabécules hépatiques, comme nous l'avons déjà constaté.

Nous trouvons des bacilles, mais en petit nombre, dans les granulations de ces organes.

Deuxième Génération.

Des matériaux provenant du premier cobaye de la première génération nous servent à en inoculer deux autres.

Le premier meurt au bout de vingt-quatre jours d'une tuberculose généralisée, et les granulations ont même atteint les os. Les lésions sont les mêmes que celles que nous avons constatées sur l'animal dont nous allons exposer l'histoire ci-après, si ce n'est que la rate est plus hypertrophiée et contient plus de granulations, et que le foie renferme des granulations tellement nombreuses qu'elles lui donnent une couleur grisâtre.

Le deuxième cobaye infecté présentait tout une série de lésions semblables; il nous a servi à faire une troisième inoculation, et il mourut vingt-cinq jours après, d'une tuberculose généralisée dans tous ses organes.

Les os ne présentent pas de tubercules, à l'exception de l'humérus et de quelques vertèbres.

L'examen microscopique nous confirme pleinement l'examen macroscopique.

Les organes de ces deux cobayes contenaient des bacilles; ceux du deuxième cobaye en renfermaient le plus.

Troisième Génération.

Le deuxième cobaye de la génération précédente nous sert à faire des inoculations à un nouvel animal. A sa mort (vingt-sept jours après l'opération), nous constatons les lésions que nous avons déjà plusieurs fois décrites.

Les poumons examinés au microscope présentent les mêmes lésions que celles des organes correspondants du cobaye qui a servi à lui inoculer la tuberculose.

Nous avons recherché les bacilles dans les ganglions et nous en avons trouvé en grand nombre.

L'abcès qui nous a servi à faire cette série d'inoculations à été pris sur un garçon de 12 ans, bien constitué, et n'ayant pas d'antécédents héréditaires. La membrane de cet abcès, examinée au microscope, renferme de nombreuses granulations placées la plupart autour de vaisseaux oblitérés; les micro-organismes faisaient absolument défaut. Avec cette membrane, nous avons pratiqué des inoculations à deux cobayes qui sont morts de tuberculose bacillaire. Nous avons, avec cette première génération obtenu une seconde et une troisième génération de tuberculose avec bacilles.

Observation IV. — **Abcès ossifluent de la face dorsale de la main** (opération faite dans le service de M. Lannelongue). Inoculations.

Petite fille de 10 ans, d'aspect lymphatique présentant depuis deux mois et demi un abcès qui occupe une partie de la face dorsale de la main. Pas d'antécédents héréditaires, ni de lésions scrofuleuses antérieures. A l'auscultation les poumons sont sains. Les os du carpe sont malades en grande partie. On évide sur une grande étendue les os dénudés et on racle les parois de l'abcès.

Aussitôt après l'opération la petite fille a été emmenée par ses parents et nous l'avons complètement perdue de vue.

La membrane de l'abcès, épaisse de 5 millimètres est composée de cellules embryonnaires lymphoïdes entremêlées de cellules épithélioïdes abondantes par places et comprises dans un tissu conjonctif de nouvelle formation.

Les cellules sont moins nettes et moins bien colorées qu'ailleurs au voisinage des petites cavernules. Les granulations sont rares, contiguës aux cavernes.

La membrane de l'abcès est très vasculaire. Les vaisseaux sont, tous à de rares exceptions près, atteints d'endartérite; il y en a même qui sont complètement oblitérés. Disons en passant que ces foyers hémorrhagiques sont très abondants et qu'il y a des coupes qui sont occupées presque en totalité par des épanchements sanguins qui ont refoulé le tissu environnant ou se sont infiltrés dans le tissu embryonnaire de la membrane ; quelques épanchements se sont faits dans les cavernes mêmes.

On peut distinguer dans la membrane deux couches : une couche interne et une région externe.

La couche interne, bien qu'il y ait des amas de cellules en train de se détacher, est relativement régulière, cependant, dans une coupe, on y voit une fissure profonde et tortueuse remplie de détritus, de cellules et d'amas de globules rouges.

La couche externe, un peu irrégulière, est composée de cellules dégénérées. Les vaisseaux perméables atteints d'endartérite sont nombreux, quelques-uns sont normaux. Des amas de globules rouges s'y trouvent, ils sont dus très probablement au sang épanché pendant le raclage.

La recherche des micro-organismes dans la membrane ne nous a donné que des résultats négatifs.

Première Génération.

Nous inoculons à deux cobayes, sous le derme, des fragments

écrasés de la paroi de l'abcès. L'un d'eux meurt trois jours après l'inoculation, et nous sacrifions l'autre le lendemain.

A l'autopsie : nous constatons chez tous les deux une ulcération sur la paroi abdominale, elle est de la grandeur d'une pièce de vingt sous, et chez le premier, communique avec un abcès situé dans les parties profondes de la paroi.

Ni le mésentère, ni l'épiploon, ni le mésocôlon ne renferment de granulations; quelques ganglions mésentériques seulement ont des points caséeux chez le premier cobaye.

Par contre, les ganglions vertébraux inférieurs et supérieurs sont tuméfiés et ont des points de caséification.

Le poumon, le foie, la rate et les ganglions lymphatiques nous montrent une tuberculose très avancée avec des lésions de même nature que celles que nous avons souvent décrites.

Chez le premier cobaye, les fémurs et tibias contiennent quelques granulations transparentes, et chez le second, on trouve des tubercules peu nombreux dans le col du fémur.

L'épiploon examiné au microscope n'offre pas de granulations.

Dans les poumons, le foie, la rate, nous voyons que souvent les granulations tuberculeuses contiennent de petites cavernes.

Nous avons trouvé des bacilles dans les ganglions et le poumon, mais en petit nombre; dans les os, nous n'avons trouvé que quelques rares bacilles.

Deuxième Génération.

La matière provenant du deuxième cobaye de la première génération nous a servi à inoculer deux nouveaux animaux.

L'un d'eux meurt 80 jours, l'autre 90 jours après l'inoculation.

L'autopsie révèle dans leurs organes à peu de chose près les mêmes lésions que chez les deux précédents : la tuméfaction des ganglions et leur caséification partielle, l'hypertrophie du foie et de la rate, lesquels contiennent de nombreuses petites granulations, la présence d'un pointillé rouge abondant dans le poumon, représentant apparemment de petites granulations; tous ces faits ainsi que d'autres caractères indiquent une tuberculose un peu moins avancée que chez les animaux de la première génération.

L'examen microscopique nous autorise à émettre les mêmes conclusions.

Chez ces animaux encore, les bacilles sont peu abondants dans tous les organes.

Troisième Génération.

Des fragments de tissus altérés provenant du deuxième animal, de la seconde génération, nous servent à inoculer deux nouveaux animaux.

L'un d'eux meurt 18 jours, l'autre 25 jours après l'inoculation.

Les lésions sont peu avancées chez tous les deux. Les tubercules sont rares dans le mésentère, le mésocôlon et l'épiploon, les ganglions sont peu tuméfiés, mais souvent caséeux ; le foie est couvert, chez le second seulement, d'un pointillé blanchâtre ; la rate, par contre, présente des tubercules très nets, et les poumons congestionnés, atteints de broncho-pneumonie sont couverts d'un pointillé rouge mais n'offrent pas de tubercules nets.

Au microscope, on voit que les poumons sont remplis de petites granulations lymphoïdes, siégeant autour des bronches ou autour des gros vaisseaux. La rate présente des granulations nombreuses, ayant les dispositions déjà décrites, et le foie est couvert de granulations conglomérées ou isolées, sans présenter des lésions autres que celles que nous trouvons dans les animaux morts à cette période-là. Quant aux ganglions, si la capsule n'est pas généralement atteinte, le parenchyme est changé en un tissu embryonnaire chargé de granulations à cellules géantes avec de petits foyers caséeux, très volumineux, mais non dégénérés.

Il est à remarquer que les bacilles étaient nombreux dans les ganglions de ces deux derniers cobayes, contrairement à ce que nous avions pu voir chez les animaux précédents de cette même série.

Nous avons encore affaire à une petite fille jouissant d'une bonne santé apparente, et atteinte d'un abcès ossifluent à la face dorsale de la main. Ici, l'examen de la membrane nous permet de constater l'existence de petites granulations et surtout de petits abçès intra-pariétaux ainsi que d'épanchements sanguins d'une certaine étendue, nous n'avons pu trouver, par contre, traces de micro-organismes quelconques dans cette membrane.

Deux premiers animaux, inoculés avec des fragments de la membrane de l'abcès, sont morts tuberculeux et leurs organes contenaient des bacilles, il y en avait même dans les os. Ceux de la seconde génération, également tuberculeux, nous ont montré seulement un petit nombre de bacilles ; leur nombre augmente de nouveau dans la troisième génération.

Le résultat des inoculations en série vient donc encore ici confirmer l'opinion que nous avions pu nous faire sur la nature de l'abcès par l'examen de la membrane : le caractère tuberculeux en est des plus manifeste.

SÉRIE II.

Observation I. — **Abcès ossifluent du pied** (opération faite dans le service de M. Lannelongue, à l'hôpital Trousseau). Inoculations.

Garçon de 10 ans, maigre, pâle, atteint de bronchites fréquentes. Matité, craquements humides et respiration légèrement soufflante au sommet droit.

Le père est sujet à des bronchites, la mère est délicate de santé, sans présenter des signes de tuberculose. Sept mois auparavant, l'enfant s'est plaint d'une douleur de l'articulation coxo-fémorale gauche qui le faisait boiter, et a guéri par le repos. Deux mois après la disparition de la douleur, apparition d'un abcès de la face dorsale du pied gauche, sans traumatisme connu. L'abcès est sous-cutané, bosselé, recouvert d'une peau violacée; il est du volume d'un gros œuf de poule. A l'ouverture, il s'en écoule une petite quantité de pus légèrement rougeâtre, très épais, contenant un très grand nombre de détritus. L'abcès est en communication avec un point de la face supérieure du premier cunéiforme. Ouverture de l'abcès, grattage de la paroi, évidement de l'os, pansement de Lister. L'enfant est ramenée chez ses parents aussitôt après l'opération.

La membrane de l'abcès, examinée au microscope, est d'une épaisseur inégale en ses diverses régions; elle peut être divisée, d'après l'état de ses éléments, en deux couches, l'une interne et l'autre externe. La couche interne est quelquefois assez épaisse pour former les deux tiers de la membrane, tantôt elle est à peine marquée; elle est formée de cellules complètement dégénérées et de détritus au milieu desquels apparaissent çà et là de grosses gouttelettes de graisse; elle présente, comme d'ordinaire, sur ses bords des dépressions de profondeur variable dues à la chute des tissus mortifiés.

La couche externe est formée de cellules lymphoïdes et épithélioïdes à peu près en nombre égal et entremêlées d'un grand nombre de cellules géantes. Cette couche externe est, elle aussi, d'une épaisseur qui varie en raison inverse de celle de la couche interne, ce qui se conçoit facilement, car cette dernière représente une partie de la première dégénérée. La limite entre les deux régions n'est pas tranchée; il se fait au contraire un passage insensible entre les deux.

Les vaisseaux, à parois épaissies, sont en grande partie oblitérés, mais il y en a d'autres qui, au voisinage d'un foyer hémorrhagique, sont perméables et dilatés. Certaines coupes de la membrane contiennent un foyer hémorrhagique s'étendant du bord externe au bord interne de la membrane et encadré d'une couche épaisse de fibrine. On remarquera que nous n'avons pas signalé l'existence de granulations dans l'épaisseur de la membrane.

L'examen plusieurs fois répété de la pièce ne nous a pas permis d'y découvrir la présence d'un seul bacille.

Première Génération.

Le 14 septembre, deux heures après l'opération, nous inoculons des débris de membrane de l'abcès à 4 cochons d'Inde.

Nous faisons une injection péritonéale au premier animal et nous le tuons trente-deux jours après l'inoculation.

A l'autopsie, la paroi abdominale présente, au niveau du point où a passé la canule, un nodule de la grosseur de 0,005 millimètres et à la face interne, des tubercules, dont quelques-uns sont légèrement jaunâtres; ces tubercules sont plus nombreux à gauche qu'à droite où nous en comptons une dizaine.

Le mésentère, l'épiploon et le mésocôlon renferment de nombreuses granulations isolées mesurant 0,001 millimètre.

Les ganglions mésentériques sont très volumineux, ils présentent quelques points caséeux.

Les ganglions vertébraux inférieurs, contiennent de gros tubercules caséeux, et les ganglions vertébraux supérieurs sont très volumineux et complètement caséeux.

Le foie, de volume normal, présente de nombreuses granulations blanchâtres isolées. Toute la masse en est remplie. La rate légèrement hypertrophiée renferme de nombreuses granulations tuberculeuses.

Les ganglions thoraciques supérieurs et inférieurs sont tuméfiés, caséeux et ramollis, les bronchiques offrent de nombreuses taches caséeuses sans ramollissement.

Les poumons, légèrement congestionnés, sont couverts de petites granulations transparentes, très nettes à la loupe.

Le fémur droit contient vers son tiers supérieur un tubercule égèrement jaunâtre et trois autres transparents. Il semble qu'il y ait des granulations très petites dans les tibias. Le fémur gauche et les humérus, le sternum et les vertèbres paraissent en être exempts.

Examinés au microscope le poumon, le foie, la rate et les ganglions montrent de nombreuses granulations parfois en voie de dégénérescence caséeuse.

Les ganglions, ainsi que le foie, la rate et le poumon, contenaient peu de bacilles.

Un deuxième cobaye meurt cinquante-sept jours après l'inoculation ; nous en sacrifions un troisième au soixante-quatrième jour. Les lésions étaient les mêmes chez les deux premiers, nous nous contenterons de décrire brièvement celles du dernier. Nous l'avons tué soixante-quatre jours après l'inoculation.

A l'autopsie, nous constatons sur la paroi abdominale un ulcère de la grosseur d'une pièce de cinquante centimes.

Ni mésentère, ni mésocôlon, ni épiploon ne contiennent de tubercules. Les ganglions mésentériques sont sains.

Les ganglions vertébraux supérieurs sont tuméfiés, blancs, caséeux et ramollis. Les vertébraux inférieurs, ceux de l'aine et de l'aisselle, sont plus volumineux qu'à l'état normal, caséeux et ramollis.

Le foie est un peu décoloré et présente des taches jaunâtres qui paraissent être des agglomérations de tubercules.

La rate est hypertrophiée, décolorée, par des amas de tubercules. Les ganglions thoraciques et bronchiques sont tuméfiés, caséeux et complètement ramollis.

Les poumons peu congestionnés sont couverts de gros tubercules à centre opaque, caséeux, non ramollis ; mais ne présentant pas de cavernes.

Les os ne paraissent pas atteints.

Au microscope on voit qu'il y a dans le poumon et la rate de nombreuses granulations dont le centre a subi la transformation caséeuse.

La capsule des ganglions bronchiques est envahie par des cellules embryonnaires et leur parenchyme est rempli de nombreux groupes de granulations caséifiées.

Les ganglions contenaient des bacilles, et les os eux-mêmes en présentaient un certain nombre.

Nous faisons une inoculation sous-cutanée à un quatrième cobaye. Nous tuons l'animal trente-neuf jours après l'inoculation.

L'autopsie nous permet de reconnaître les lésions d'une tuberculose généralisée et les lésions sont de même ordre que celles que nous avons eu occasion de décrire maintes fois déjà.

Nous avons trouvé peu de bacilles dans les granulations tuberculeuses de cet animal.

Deuxième Génération.

Avec des matériaux provenant du premier cobaye de la première génération, nous inoculons deux nouveaux animaux. L'un d'eux meurt trente-deux, l'autre quarante-deux jours après l'inoculation.

A l'autopsie, les lésions sont celles que nous avons eu occasion de constater souvent chez des animaux morts vers le quarantième jour. Signalons en comme principaux caractères la tuberculisation des poumons, de la rate et du foie, la tuméfaction et la caséification plus ou moins avancée des ganglions lymphatiques.

L'examen microscopique nous donne les mêmes résultats que ceux que nous avons constatés déjà maintes fois.

Les tubercules des deux cobayes nous montrèrent des bacilles en grand nombre dans tous les organes.

Troisième Génération.

Nous inoculons à deux cobayes des matériaux provenant du premier animal de la seconde génération.

L'un d'eux meurt le septième et l'autre le dix-septième jour.

Les lésions sont peu marquées chez le premier : on constate seulement de la congestion des poumons, du foie et de la rate, et l'existence sur la paroi abdominale d'un nodule caséeux correspondant au point d'inoculation et qui, étudié au microscope, présente un centre ramolli et des parois formées de tissu conjonctif infiltré de cellules embryonnaires.

Le second cobaye présente aussi sur la paroi abdominale, à gauche, un gros abcès communiquant avec l'extérieur et rempli de matière caséeuse.

Les ganglions de l'aine sont complètement caséeux, les ganglions vertébraux inférieurs sont très engorgés et très caséeux.

Il en est de même des autres ganglions.

Le foie, de couleur foncée et congestionné, porte seulement de petites taches à sa surface ; la rate légèrement hypertrophiée, contient quelques granulations grises. Le poumon est atteint de broncho-pneumonie, mais n'offre ni tubercules,ni pointillé rouge.

Au microscope, les poumons sont congestionnés et présentent de très petites granulations. Les autres lésions sont celles qu'on rencontre ordinairement en pareil cas.

Quelques corpuscules de la rate seulement présentent au centre des cellules épithélioïdes et les canaux veineux contiennent de nombreuses cellules.

Tous les animaux de cette génération contenaient des bacilles.

Dans cette deuxième série nous avons pris comme sujet d'étude un abcès ossifluent du pied d'une enfant qui présentait des signes manifestes de tuberculose pulmonaire au second degré, et chez laquelle nous avons trouvé des antécédents suspects héréditaires. L'examen microscopique de la membrane de l'abcès nous montra que cette membrane était en voie de destruction dans certaines portions de son étendue, tandis que d'autres de ses points contenaient des granulations à cellules géantes ; mais la recherche de bacilles et d'autres micro-organismes a été infructueuse. Des fragments de cette membrane nous ont servi à rendre tuberculeux quatre cobayes qui sont morts du trentième au soixante-dixième jour et qui contenaient des bacilles en nombre variable dans tous les organes. De même que pour les autres observations nous avons fait une deuxième et une troisième génération qui, toutes les deux, nous ont donné des tubercules avec de très nombreux bacilles. Les animaux inoculés avec cette pièce, et mis dans une cage à part, sont devenus tuberculeux comme ceux des observations de la première série des abcès dont nous venons de parler.

Observation II. — **Abcès ossifluent du sternum** (opération faite dans le service de M. Lannelongue, à l'hôpital Trousseau. Inoculations.

Petite fille de 2 ans 1/2, pâle, lymphatique, élevée au biberon, Elle a eu la rougeole, et depuis ce temps-là elle s'est toujours mal portée. Les poignets sont volumineux, sans déformation. Rien du côté du poumon. La mère est lymphatique, le père, qui est soldat, est maigre et tousse beaucoup l'hiver.

Il y a quatre semaines, on a vu apparaître sur le milieu du sternum de l'enfant un petit abcès du volume d'un œuf de pigeon et recouvert de peau saine. Il y a de la fluctuation pâteuse et un rebord sur la limite des portions saines. L'ouverture faite le 5 décembre 1884 fait écouler quelques gouttes d'un pus jaunâtre et des fongosités nombreuses se présentent sur le bord de la plaie. On fait le raclage de la poche qui est très adhérente et l'on voit au fond l'os dénudé, entouré d'un rebord de tissu osseux de nouvelle formation. On fait l'évidement de l'os et le grattage; pansement de Lister. Au bout de quelques jours, la plaie est en très bon état et guérit peu de temps après.

La membrane, épaisse de 0,001 à 0,002 millimètres, est formée de tissu embryonnaire à cellules lymphoïdes et épithélioïdes, et de nombreuses cellules géantes contenues dans un tissu conjonctif adulte dont les faisceaux parcourent la coupe dans différentes directions. Au milieu de ce tissu on distingue des granulations tuberculeuses de différentes formes. Les plus fréquentes sont celles qui, formées d'une couronne de cellules épithélioïdes, ont au niveau de leur centre une cellule géante et sont bordées d'une zone peu épaisse de cellules rondes. Presque aussi fréquemment que les premières, on en rencontre d'autres dont le centre est formé de cellules épithélioïdes et la partie périphérique de cellules rondes ; elles sont plus petites que les premières. Les granulations formées uniquement de cellules lymphoïdes sont rares et localisées à la région externe de la membrane. Celles des granulations qui siègent dans le voisinage de la face interne de la membrane dont nous allons nous occuper, ont leur centre atteint de dégénérescence caséeuse

Les vaisseaux entourés de tissu embryonnaire sont sains, à l'exception de quelques-uns, qui ont un commencement d'endartérite. La face interne de la membrane est dégénérée.

Les vaisseaux qui y siègent ont des parois épaisses, pâles, chargées de granulations et contiennent des débris de cellules.

Dans une partie de la coupe, la dégénérescence occupe toute l'épaisseur de la membrane, tandis que dans le reste de la préparation le tissu embryonnaire non dégénéré l'emporte. La face interne de la membrane est légèrement déchiquetée, mais ne présente pas de dépression profonde. Elle paraît constituée bien plutôt de lambeaux qui se détachent pour tomber dans la cavité, que de tubercules se vidant dans cette même cavité.

La plus grande partie de la face externe de la membrane est formée de tissu embryonnaire ; ce tissu conjonctif est condensé, et on voit par-ci par-là des granulations à cellules lymphoïdes.

L'examen de plusieurs coupes ne nous a montré que deux bacilles contenus dans deux cellules géantes se trouvant dans la même coupe.

Première Génération.

Nous faisons une injection péritonéale à quatre cobayes avec des débris de l'abcès. Le premier animal meurt six jours après l'inoculation.

A l'autopsie de cet animal, nous n'avons trouvé que quelques lésions de tuberculose peu avancées et encore les avons-nous constatées seulement à l'aide de l'examen microscopique.

Nous n'avons pas trouvé de bacilles, ni d'autres micro-organismes dans ces pièces.

Nous inoculons à trois autres cobayes des fragments de la membrane de l'abcès. Des trois cobayes, l'un d'eux meurt douze jours après l'inoculation ; nous tuons le second deux jours après ; enfin, le troisième meurt le vingt-et-unième jour.

Les lésions sont fort peu avancées et l'examen des organes ne nous a montré ni bacilles ni autres micro-organismes.

Nous avons fait, devant le peu de succès de ces trois inoculations, des expériences d'un autre genre ; nous avons inoculé dans le péritoine d'un cobaye du sang obtenu par la piqûre d'un doigt de l'enfant malade, point de départ de cette série.

A l'autopsie de ce dernier cobaye, les poumons étaient très congestionnés à la base, mais nous n'avons rien vu qui puisse faire croire à des lésions tuberculeuses.

Deuxième Génération.

Nous injectons dans le péritoine de deux cobayes des matériaux provenant du second animal de la première génération. L'un des deux cobayes ainsi inoculés, meurt trente-neuf jours, le second quinze jours après.

A l'autopsie du premier, la paroi adominale présente à droite un petit nodule caséeux non ramolli, à gauche un nodule œdémacié avec une petite cavité au niveau de son centre. Du côté gauche, la paroi abdominale est couverte d'une membrane opaque jaunâtre ressemblant à une fausse membrane de diphthérie. Sur la partie déclive on voit un autre nodule caséeux de 0,02 millimètres.

L'épiploon ainsi que les organes abdominaux et les poumons sont couverts de granulations.

Au microscope, le nodule péritonéal gauche est constitué par une infiltration dans toutes les couches de la paroi abdominale d'éléments embryonnaires non disposés en granulations.

Les poumons et les autres organes présentent une série de lésions tuberculeuses beaucoup plus avancées que celles des animaux de la première génération.

Les ganglions ne contiennent que de rares bacilles.

Le second cobaye mort quinze jours après présente les mêmes lésions que le précédent ; mais elles sont moins avancées.

Dans les granulations nous n'avons pas pu constater la présence de bacilles.

Troisième Génération.

Nous inoculons à deux nouveaux cobayes des matériaux provenant du second animal de la précédente génération.

Les deux animaux meurent huit jours après l'inoculation.

Les lésions révélées par l'autopsie sont à peu de chose près les mêmes chez les deux.

Le péritoine pariétal est couvert à gauche au-dessous du rein d'un amas de granulations crues, mesurant de 1 centimètre à 1 cent. 1/2 de diamètre. Le mésentère paraît sain ; le mésocôlon légèrement trouble et l'épiploon semblent contenir des granulations ; la masse lymphoïde de ce dernier,qui adhère à la paroi abdominale à gauche, présente des nodules non ramollis. Le foie congestionné et la rate, légèrement hypertrophiée contiennent quelques tubercules. Les ganglions thoraciques tuméfiés semblent caséeux. Les poumons atteints de broncho-pneumonie paraissent ne pas contenir de granulations tuberculeuses.

A l'examen microscopique, nous voyons que les ganglions sont fort atteints; leur capsule est épaissie, et leur parenchyme est occupé presque en totalité par des foyers ramollis en dégénérescence caséeuse (cavernes).

L'examen des ganglions abdominaux nous montre un assez grand nombre de bacilles.

En résumé, un abcès ossifluent appartenant à une petite fille de 2 ans 1/2 ne présentant pas de symptômes de tuberculose pulmonaire, nous a permis de faire une première inoculation à quatre cobayes qui meurent du sixième au quatorzième jour atteints de lésions tuberculeuses, sans qu'il soit possible de trouver des bacilles, ou d'autres micro-organismes dans ces lésions. Le cobaye qui meurt le quatorzième jour nous fournit des matériaux pour faire une deuxième génération composée de deux cobayes ; celui de cette génération qui meurt le quinzième jour ne contient pas de bacilles, mais celui qui meurt le trente-neuvième nous en montre un très petit nombre. Dans la troisième génération, les deux cobayes meurent le huitième jour et nous présentent des bacilles plus nombreux que ceux du précédent. Ceci ne nous surprend nullement, vu que la matière tuberculeuse inoculée est restée trente-sept jours dans l'organisme de nos animaux, temps suffisant pour que les bacilles se soient développés et se soient accoutumés au nouveau milieu dans lequel ils se trouvaient placés.

CONCLUSIONS.

Les abcès ossifluents que nous avons examinés présentaient tous un point où l'os était dénudé et malade. Ils présentaient en même temps des parois d'épaisseur variable contenant des granulations tuberculeuses, qui ont été bien décrites dans ce dernier temps, notamment dans le travail de M. Lannelongue (1) ; nous nous sommes servi, pour faire nos inoculations, de ces parois; quelquefois nous avons aussi inoculé le pus.

A l'exception de l'enfant qui nous a permis de faire notre observation I (série II), et qui présentait des signes de tuberculose pulmonaire évidents ayant fait soupçonner la nature véritable de la lésion osseuse, nos autres malades ne présentaient aucun autre symptôme de tuberculose.

L'examen histologique fait pour constater la présence des bacilles ou d'autres micro-organismes a été infructueux dans tous ces abcès, à l'exception de celui de la dernière observation dans lequel, après avoir cherché longtemps des bacilles, nous en avons trouvé deux dans une seule coupe et englobés dans deux cellules géantes.

Si l'examen histologique de ces abcès ne nous permet d'affirmer la tuberculose que dans un seul cas, par contre nos inoculations en série à trois générations sont assez concluantes pour nous permettre de dire que ces

(1) Lannelongue. Abcès froids et tuberculose osseuse. Paris, 1881.

lésions sont tuberculeuses, et cela avec d'autant plus de raison que nous avons trouvé des bacilles dans toutes nos expériences.

Nous ferons remarquer que dans la paroi de l'abcès de l'observation II (série I), il nous semble avoir vu des microcoques et des diplocoques. Cette paroi nous a servi à inoculer un animal qui mourut le sixième jour sans montrer de bacilles dans ses tubercules ; mais par contre ces tubercules étaient remplis de masses zoogléiques de microcoques, que nous pûmes colorer par le bleu de méthylène ; en outre, il nous fut possible d'étudier dans ces tubercules toutes les formes disséminées de leur parasite.

Dans la deuxième génération, le premier animal qui mourut également le sixième jour ne présentait pas de zooglées ; mais nous les retrouvons dans le cobaye qui a été inoculé avec des matériaux provenant de celui-ci. Le deuxième, qui meurt longtemps après, nous présente dans tous ses organes un très grand nombre de bacilles, et des cobayes qui furent inoculés avec des fragments de ses viscères moururent de tuberculose bacillaire.

CONCLUSIONS GÉNÉRALES

Les différentes formes de la tuberculose osseuse ont été constatées et étudiées par plusieurs auteurs. Nous en avons choisi quelques types et nous avons exposé l'examen microscopique des pièces avec détails pour bien faire voir que ces pièces sont semblables à celles que les auteurs ont décrit comme étant de nature tuberculeuse.

La présence seule de granulations dans les tissus de l'organisme humain ne saurait aujourd'hui servir de base pour affirmer *a priori* qu'une lésion est tuberculeuse. Car M. H. Martin a démontré que l'injection d'une matière irritante quelconque, telle que les poudres de licopode, le poivre de Cayenne, la cantharide ou l'huile de croton, peuvent produire des lésions semblables et cet expérimentateur a obtenu par ces moyens toutes les différentes lésions qu'on trouve dans la tuberculose. Mais chose importante, cette tuberculose ne peut être inoculée en séries ; c'est une pseudo-tuberculose.

Dans nos recherches nous ne nous sommes pas limité à l'examen microscopique, nous nous sommes attaché à démontrer d'abord par les inoculations en série puis par la recherche de micro-organismes, soit dans les pièces humaines, soit dans les organes de nos animaux inoculés, qu'il s'agit véritablement de la tuberculose.

La recherche du bacille ou d'autres micro-organismes dans les pièces humaines ne nous a pas donné les résultats que nous avions cru devoir en attendre. Car dans les lésions osseuses et les abcès ossifluents que nous avons étudiés, nous n'avons trouvé que deux fois le bacille de Koch dans deux maux de Pott, et deux autres fois dans deux abcès ossifluents (1).

Nous avons observé en plus dans la paroi d'un abcès du tibia (fig. 5, *a*), des masses zoogléiques dont nous reproduisons une préparation faite au picro-carminate d'ammoniaque ; mais les coupes traitées par le procédé du bleu de méthylène ne nous montrent pas ces masses colorées en bleu. Elles semblent appartenir à cette forme que nous décrivons dans l'observation II (série I, chapitre III), et que MM. Malassez et Vignal ont décrite comme une forme très avancée de ces micro-organismes, forme dans laquelle ces organismes sont, soit en état de mort, soit simplement à l'état de repos, mais, en tout cas, ne se colorent pas, même avec les procédés dernièrement indiqués par ces auteurs.

Si la recherche des micro-organismes dans les pièces ne nous permet pas de tirer des indications précises pour la clinique, nos animaux inoculés nous ont tous montré une tuberculose généralisée accompagnée des bacilles. Il n'est pas rare de trouver des bacilles, peu de jours après l'inoculation, dans la deuxième et la troisième génération ; cela est dû, nous le croyons du moins, à ce que la matière tuberculeuse a séjourné dans l'organisme de ces animaux

(1) Notre ami Albarran, a eu l'obligeance de nous montrer des préparations d'un abcès ossifluent qui contenait un très grand nombre de bacilles.

un temps suffisant pour que les bacilles venant de l'être humain aient eu le temps de se développer au nouveau milieu dans lequel ils se trouvent placés.

Dans les coupes colorées par le violet de gentiane et étudiées à un fort grossissement, 1/18 de Zeiss, on voit que les bacilles sont formés de petits grains superposés (1) ; mais le nombre de ces grains n'est pas toujours le même (fig. 6 et 7). Si on regarde une colonie de bacilles, comme celles qu'on observe lorsqu'ils sont en grand nombre, on aperçoit à côté de ceux qui sont formés de deux, trois ou quatre grains, d'autres bacilles composés de grains très nombreux, de sorte qu'on pourrait les comparer à des fragments de chapelets de microcoques.

On a vu que les bacilles ne sont pas les seuls micro-organismes que nous ayons trouvé dans les organes de nos animaux. Dans l'observation II (série I, chapitre III) nous avons eu deux cobayes (un de la première et un de la troisième génération) atteints de tuberculose non bacillaire, dans laquelle des masses zoogléiques et des formes disséminées de microcoques étaient très abondantes (fig. 1, 2, 3, 4).

MM. Malassez et Vignal ont déjà décrit ces différentes formes et ont discuté longuement pour savoir si les bacilles et les zooglées étaient des formes différentes d'un même micro-organisme ou s'ils étaient des parasites d'espèces différentes (2). Notre observation ne nous permet pas d'arriver à une conclusion absolue sur ce point, car elle ne suffit pas pour nous permettre d'émettre une hypothèse dans une question aussi complexe, aussi nous bornerons-nous sim-

(1) Malassez et Vignal. Note à la Soc. de Biol., 1884, p. 348.
(2) *Loc. cit.*

plement à relater les faits; cette réserve nous est d'autant plus commandée que MM. Malassez et Vignal, qui ont étudié cette question longuement, évitent dans leurs travaux d'émettre une opinion affirmative dans un sens ou l'autre. Nous avons obtenu des zooglées dans la première génération. Dans la deuxième, le premier des animaux meurt au sixième jour sans que nous puissions trouver de zooglées ou de bacilles dans ses organes, et le second animal, inoculé en même temps et avec la même matière, meurt au soixante-dix-septième jour, en présentant de très nombreux bacilles. Existe-t-il chez celui qui meurt le sixième jour une forme de micro-organismes ne se colorant pas par les procédés actuels? c'est probable, car l'animal que nous inoculons avec ces organes meurt dans le même laps de temps et nous montre une tuberculose zoogléique.

Nous appelerons secondairement l'attention sur une sorte de cirrhose hypertrophique que nous avons observée et que ceux qui ont fait des inoculations de tuberculose ont dû trouver souvent; cependant nous ne connaissons pas d'autre travail histologique sur cette sorte de cirrhose qui accompagne la tuberculose du foie, que celui de Brieger. Dans les animaux qui meurent de bonne heure, nous avons observé successivement la congestion des capillaires des lobules, l'accumulation des cellules lymphatiques dans leur lumière, et enfin la disparition progressive des cellules hépatiques dans le point où la granulation est en voie de formation. Lorsque la granulation est volumineuse, on voit autour d'elle de petits canaux biliaires de nouvelle formation, qui sont très nombreux dans les lésions anciennes et qui s'abouchent directement avec les rangées de cellules hépatiques. Les foies des animaux qui ont survécu longtemps sont atteints essentiellement d'une cirrhose hypertrophique dans laquelle les granulations sont uniquement représentées par des petits foyers de matière caséeuse en voie de disparition. En prenant en considération cette succession de phénomènes, il nous semble que cette cirrhose est une des terminaisons de la tuberculose du foie.

Nous pouvons donc tirer de nos recherches sur la tuberculose osseuse les conclusions suivantes :

1° Les ostéites et abcès ossifluents que nous avons étudiés ne peuvent pas être tous considérés de prime abord comme tuberculeux, car ils ne paraissent pas contenir de bacilles. Ces organismes ont manqué dans presque tous nos cas; mais, malgré cela, comme nous les avons trouvés constamment dans les animaux inoculés, et que ces animaux inoculés nous ont servi à en inoculer d'autres étagés en séries, ces lésions sont de nature tuberculeuse. Nous croyons donc que dans les lésions de cette nature chez l'homme, les bacilles sont excessivement rares, ou bien encore que l'agent infectieux (le micro-organisme) y est contenu sous une forme que nous ne sommes pas encore parvenu à découvrir; car il nous semble impossible d'admettre que des altérations aussi étendues que celles que nous avons observées puissent être produites par quelques rares bacilles. Il se peut aussi, et ce n'est là qu'une simple hypothèse, que les bacilles de Koch aient été, à un moment donné, très nombreux, qu'ils aient déterminé un travail inflammatoire intense, puis, qu'ils aient presque tous disparu. Pour résoudre cette question, il faudrait pouvoir étudier les lésions que nous avons décrites dans leurs différents états de développement ; mais cette façon de procéder est difficile, car généralement le chirurgien ne se décide à intervenir que lorsque la lésion a déjà pris un certain développement. Nous croyons que les inoculations en série, malgré la découverte de Koch, sont encore aujourd'hui un des meilleurs moyens permettant, pour les affections du genre de celles que nous avons étudiées, de reconnaître d'une façon absolument certaine si on se trouve en présence d'une affection tuberculeuse ou non.

2° A côté de cette tuberculose bacillaire, nous avons trouvé un cas de tuberculose zoogléique dans laquelle les micro-organismes se présentaient sous la forme de microcoques massés ou disséminés (Chapitre III, série I, observation II).

EXPLICATION DES FIGURES.

FIG. 1. — Poumon du cobaye A (abcès ossifluent, obs. II, série 1). Coupe passant au niveau d'une granulation et renfermant des masses zoogléiques groupées : *a*. Masse zoogléique colorée à la périphérie ; *b*. Centre non coloré de la même masse ; c. Petite masse zoogléique jeune, vivement colorée en bleu dans toute son étendue. Grossissement de 110 diam.

FIG. 2. — Masse zoogléique en partie dissociée (dessin dû à l'obligeance de MM. Malassez et Vignal, ainsi que ceux des figures 3 et 4). Grossissement de 1500 diam.

FIG. 3. — Microcoques et diplocoques sous forme disséminée : *a*, diplocoques et microcoques en dehors des cellules ; *b*, microcoques et diplocoques dans les cellules. Grossissement de 1500 diam.

FIG. 4. — Chaînette de diplocoques à côté des cellules. Grossissement de 1500 diam.

FIG. 5. — Coupe de la paroi d'un abcès ossifluent du tibia d'une petite fille de 5 ans : *a*, masse zoogléique ; *b*, cellules embryonnaires de la paroi de l'abcès. Grossissement de 400 diam.

FIG. 6. — Bacilles des ganglions abdominaux du premier cobaye de la deuxième génération de l'obs. I (coxalgie) des ostéites. Observés avec l'objectif 1/12 de Zeist, oculaire 3.

FIG. 7. — Mêmes bacilles. Grossissement de 1500 diam.

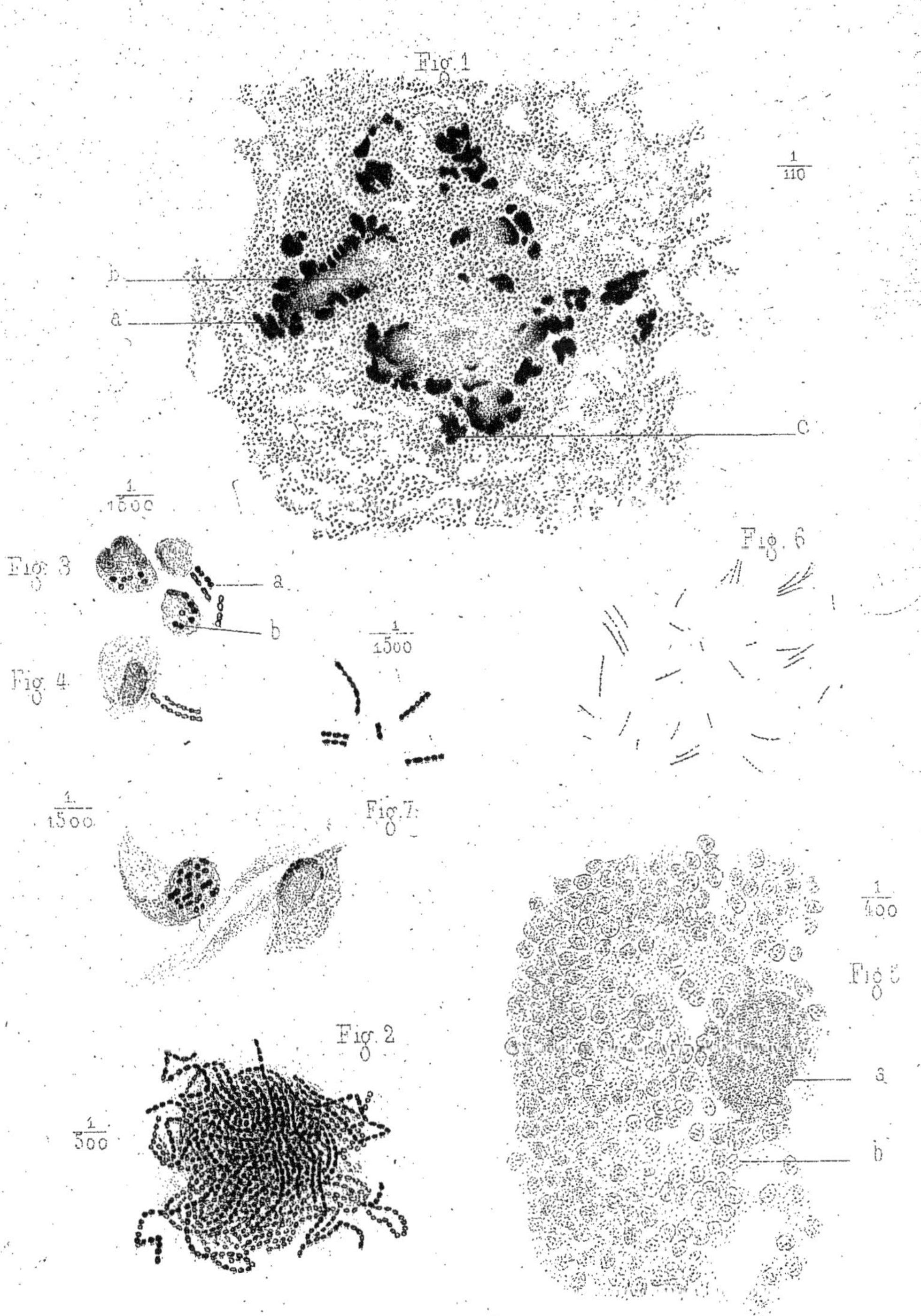

…ki ad nat. del. et lith.

Imp. Lemercier & Cie Paris

INDEX BIBLIOGRAPHIQUE.

AUFRECHT. — Die Ætiologie der Tuberculose. Centralblatt, n° 17, 1882.
— Ueber Tuberculose. Deutsch. med. Woch., n° 30, 1882.

ARNAUD. — Dell'artrite tuberculare primitiva o tuberculosi delle sinoviali articolari. Lo Sperimentale. Enero 1884.

BERNE. — Leçons de path. chirurg. Paris, 1863, t. I.

BOEGEHOLD. — Beiträge zur Pathologie und Therapie der Gelenkentzundungen. Arch. f. klin. Chir. Band XXVII.

BONNET. — Traité des maladies des articulations, t. I. Paris, 1845.

BOUCHERON. — Arthrite suppurée. Bull. Soc. anat., 1873.

BOUILLY. — Comparaison des arthropathies rhumatismales, scrofuleuses et syphilitiques. Th. d'agrég., 1878.
— Revue mensuelle de chirurgie, nov. 1883, p. 886.

BOUCHARDAT. — Genèse du parasite de la tuberculose. Acad. de méd., septembre 1884.

BONNETBLANC. — Contribution à l'étude du mal de Pott. Th de Montpellier, 1882.

BAUCHET. — Des tubercules au point de vue chirurgical. Th. d'agrég. 185.

BAUMGARTEN. — Ueber ein bequemes Verfahren, Tuberkelbacillen in sputis nachzuwerfen. Central. für Med., 1882, p. 432.

BRISSAUD. — Étude sur la tuberculose articulaire. Rev. mens. de méd. et chirurg., p. 457, 1879.
— Études sur les tuberculoses locales. Arch. gén. de méd., p. 287, 1880.

BRODIE. — Traité des malad. des articul., trad. franç.

LEBARK. — Inoculability of tubercle. Med. Times and Gazette, 1867.

CORNIL. — Sur un cas d'arthrite tuberculeuse. Arch. de phys., 1870, p. 325.

CORNIL et RANVIER. — Manuel d'hist. pathologique, 2e édition, t. 1, 1881.

CORNIL et BABÈS. — Journ. d'anat. et phys., 1883.

CROCQ. — Traité des tumeurs blanches des articulations. Bruxelles, 1853.

CONHEIM et SALMONSEN. — Tuberculose. Progrès médical, 1882.

DEBOVE. — Lésions tuberculeuses des jointures. Bull. Soc. anat., 1883.

— Leçons sur la tuberculose parasitaire. Progrès médical, 1883, p. 663.

DIEULAFOY et KRISHABER. — Sur l'inoculation de la tuberculose chez le singe. Arch. de phys., 1883. Mémoire couronné par l'Institut.

EHRLICH. — Deutsch. med. Woch., nº 19, 1882.

FORMAD (H.-J.). — The bacillus tuberculosis. Philad. med. Times, 1882.

FRIEDLANDER. — Ueber Lascal Tuberculose. Volkmann's Sammlung, 1873.

FEHLEISEN. — Ueber Impfung mit Abcess membranen. Deutsch. Zeitschr., t. XIV et XV, 1881.

GOSSELIN. — Dictionnaire de méd. et chir. prat. Art. *Ost.*, 1878.

GRANCHER. — Société médicale des hôpitaux, séance du 28 mars 1884. Progrès médical.

HANOT. — Des rapports de l'inflammation avec la tuberculose. Thèse d'agrég., 1883.

HÉRON. — On Dr Gibbs new method for the detection of the tubercle bacillus. The Lancet, 1882.

HUETER (H.). — Die experimentelle Erzeugung der Synovitis granulosa hyperplastica, etc. Deutsche Zeitsch. f. Chir., t. XI, 1879.

JAMAIN et TERRIER. — Manuel de path. chirurg., 1878.

KIENER et POULET. — De l'ostéo-périostite tuberculeuse chronique ou carie des os. Arch. de physiol., 1883.

KLEBS. — Ueber die Entstehung der Tuberculose. Virchow's Arch., t. XLIV, 1868.

— Die kunstliche Erzeugung der Tuberculose. Arch. f. exp. Path. u. Pharm., t. I, 1873.

— Ueber Tuberculose. Prag. med. Woch., nº 42 et 43, 1877.

KOCH. — Beiträge zur Biologie der Bacillen. Cohns's Beiträge zur Pflangenlehre, 1876.

— Zur Untersuchung von Pathogenen-Organismen. Mittheil a. d. Kaiserl. Gesundh. 1881.

— Die Ætiologie der Tuberculose. Berliner Klin. Woch., 1882.

— Die Ætiologie der Tuberculose an Mittheilungen aus dem... etc. Von Dr Struck, vol. II, p. 37, chap. v, 1804.

KÖNIG. — Die Tuberculose der Gelenke. Deutsche Zeitschr. Chirurg., 1879.

— Die Tuberculose der Knockhen und Gelenken und die Fortschritte in der Behandlung dieser Krankheit. Volkmann's Klin. Vorträge, nº 214, 1882.

— Die Tuberculose der Knochen und der Gelenke. Volkmann's Klin. Vort., 1882.

Köster. — Ueber fungöse Gelenkentzundung. Arch. de Virchow, 1869.

Lannelongue. — Tubercules des os. Tumeurs blanches consécutives. Bull. Soc. de chir., 1869, p. 867.

— Abcès froids et tuberculose osseuse. Paris, 1881.

— Coxalgie récente; cavité tuberculeuse de ta tête du fémur; lésions peu accusées de la synoviale. Bull. Soc. de chir., 1881, p. 9.

— Étude sur les caractères et la nature de l'arthrite dite fongueuse et articulaire. Bull. Soc. chir., 1882, p. 491.

Laveran. — Tuberculose aiguë des synoviales. Progrès médical, 1876.

Lediberder. — Arthrite du genou. Bull. Soc. anat., 1866, p. 409.

Lee and Fenges. — Tuberculosis of joints. Chicago med. Journ., 1880.

Malassez et Vignal. — Comptes rendus de la Société de biologie, 5 mai 1883.

— Compt. rend. à l'Acad. des sciences, oct. 1883.

— Tuberculose zoogleïque. Arch. de phys., 1883.

— Compt. rend. de la Soc. de biol., 30 mai 1884.

Martin (H.). — Recherches anatomo-pathologiques et expérimentales sur la tuberculose. Th. de Paris, 1879.

— Nouvelles recherches sur la tuberculose spontanée et expérimentale des séreuses. Arch. de phys., 1881.

— Recherches sur les propriétés infectieuses du tubercule. Arch. phys., 1881.

— Pseudo-tuberculose expérimentale, 1880.

Nélaton. — Recherches sur l'affection tuberculeuse des os. Thèse Paris, 1837.

Nélaton (Charles). — Le tubercule dans les affections chirurgicales. Th. d'agrég., 1883.

Panas. — Art. *Articulations* (tumeurs blanches). Dict. de méd. et de chir. prat., 1865.

Paquet (A.). — Étude sur les tumeurs blanches. Th. de Paris, 1867.

Péan. — Leçons de clinique chirurgicale. Paris, 1882.

Polosson. — Note sur les formes anatomiques de la tuberculose articulaire et l'évolution clinique des fongosités. Gazette hebdomadaire, 1883.

Powel. — Du pseudo-rhumatisme tuberculeux. Th. de Paris, 1874.

RANVIER (L.). — Description et définition de l'ostéite, de la carie et des tubercules des os, janv. 1868.

— Altérations histologiques des cartilages dans les tumeurs blanches, 1865.

RICHET. — Mémoire sur les tumeurs blanches. Mém. de l'Acad. de méd., t. XVII, 1853.

ROUX. — De l'arthrite tuberculeuse. Th. de Paris, 1875.

SCHMIDT. — De la tuberculose expérimentale. Th. d'agrég., 1883.

SCHULLER. — Experimentelle Untersuchungen über die Genese der scrofulosen Gelenkentzundungen. Centralbl. f. Chirurgie, 1878.

— Experimentelle und histologische Untersuchungen über die Entsehung. Stutgard, 1880.

— Die Ætiologie der chronischeuknochen und Gelenkzündungen. Arch. f. klin. Chir. 1881.

VILLEMIN. — Études sur la tuberculose. Paris, 1868.

— De la virulence et de la spécificité de la tuberculose. Acad. de méd., 1868.

— Prophylaxie de la tuberculose. Union médicale, 1868.

VOLKMANN. — Ueber Carackter und die Bedeutung der fungösen Gelenkentzündungen. Volkmann's Klin. Vorträge, n°s 168, 169, 1879.

WATSON CHEYNE. — Report on the relation of micro-organisms to tuberculosis. The Lancet, 1883.

TABLE DES MATIÈRES.

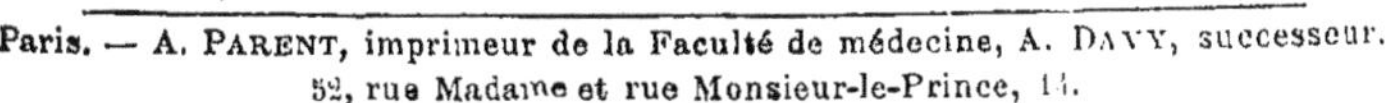

Paris. — A. Parent, imprimeur de la Faculté de médecine, A. Davy, successeur.
52, rue Madame et rue Monsieur-le-Prince, 14.

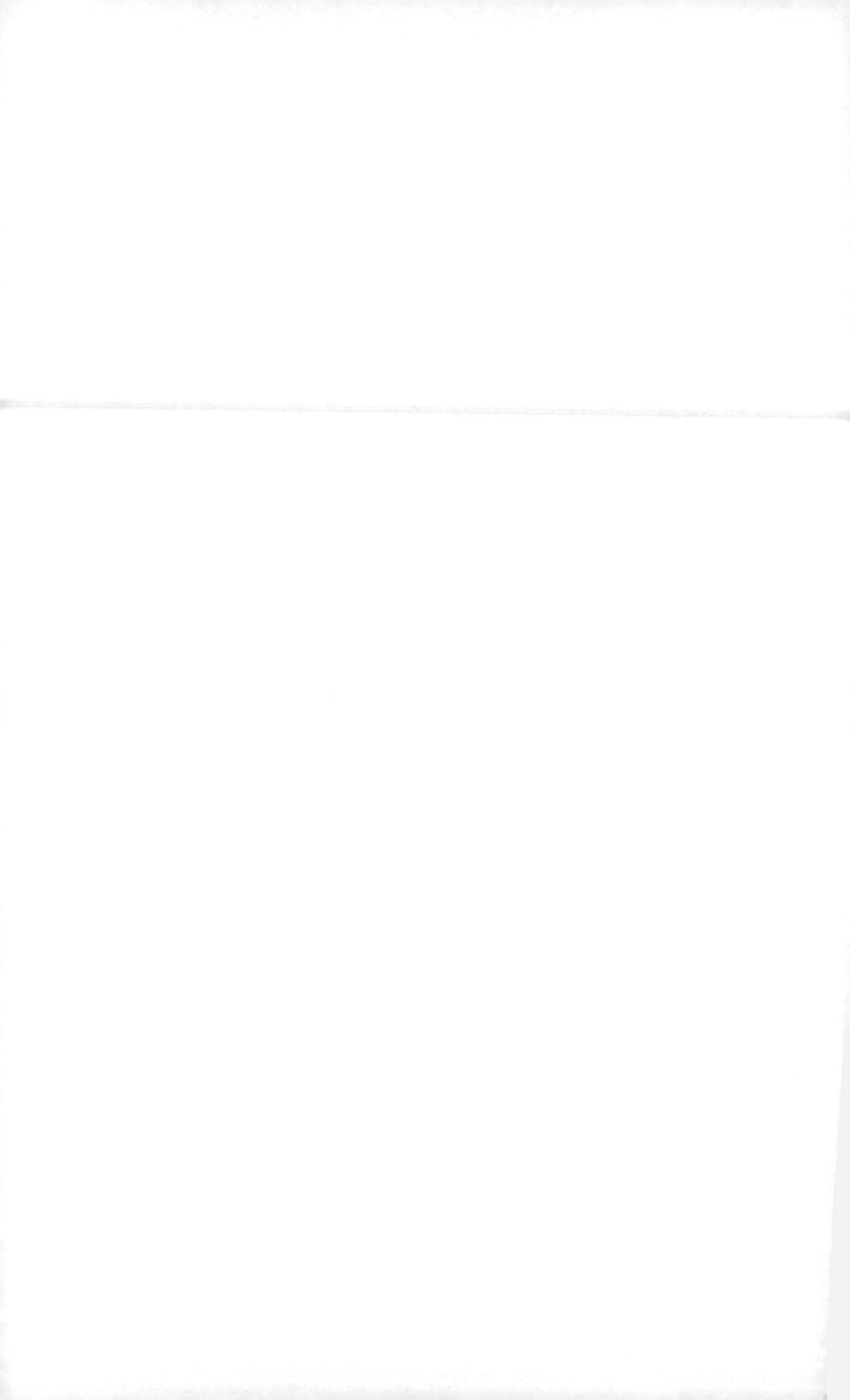

www.ingramcontent.com/pod-product-compliance
Ingram Content Group UK Ltd.
Pitfield, Milton Keynes, MK11 3LW, UK
UKHW020238220726
13923UKWH00002B/725